U0269938

这样做 孩子 眼睛亮 视力好

主　　审　杨智宽

主　　编　夏　莹　曾庆延

副主编　孔　娟　董　江

编　　者（按姓氏笔画排序）

马　苗　孔　娟　苏　婷　何银霞　柯丽莎
夏　莹　董　江　曾庆延　谢小华　熊丽娜

编写秘书　曾　蕾　蔡雷琪

绘　　图　贺　娟　张蔚华　潘　莉

人民卫生出版社
·北京·

版权所有，侵权必究！

图书在版编目（CIP）数据

这样做，孩子眼睛亮、视力好 / 夏莹，曾庆延主编. -- 北京：人民卫生出版社，2020.11

ISBN 978-7-117-30671-3

Ⅰ. ①这… Ⅱ. ①夏… ②曾… Ⅲ. ①儿童 - 视力保护 Ⅳ. ①R779.7

中国版本图书馆 CIP 数据核字（2020）第 200690 号

人卫智网	www.ipmph.com	医学教育、学术、考试、健康，购书智慧智能综合服务平台
人卫官网	www.pmph.com	人卫官方资讯发布平台

这样做，孩子眼睛亮、视力好

Zheyang Zuo，Haizi Yanjing Liang，Shili Hao

主　　编：夏　莹　曾庆延

出版发行：人民卫生出版社（中继线 010-59780011）

地　　址：北京市朝阳区潘家园南里 19 号

邮　　编：100021

E - mail：pmph @ pmph.com

购书热线：010-59787592　010-59787584　010-65264830

印　　刷：三河市宏达印刷有限公司（胜利）

经　　销：新华书店

开　　本：889×1194　1/32　印张：5.5

字　　数：89 千字

版　　次：2020 年 11 月第 1 版

印　　次：2020 年 12 月第 1 次印刷

标准书号：ISBN 978-7-117-30671-3

定　　价：49.90 元

打击盗版举报电话：010-59787491　E-mail：WQ @ pmph.com

质量问题联系电话：010-59787234　E-mail：zhiliang @ pmph.com

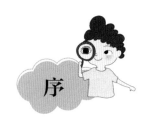

序

　　儿童是祖国的花朵和希望,但近年来,儿童眼病的发生率呈上升趋势,不注意健康用眼和缺乏必要的早期干预治疗是小儿眼病高发甚至致盲的主要原因。儿童时期是视网膜和大脑皮质发育的关键期,也是视觉形成的敏感阶段,在这个黄金时期对儿童眼病早发现、早治疗,多能保留较好的视力。同时,最新研究数据表明,我国已经成为全世界近视眼发病率最高及患病人数最多的国家,习近平总书记一直关心青少年视力健康问题,强调"全社会都要行动起来,共同呵护好孩子的眼睛,让他们拥有一个光明的未来",因此提升儿童的眼健康理念、传播眼健康知识,将成为未来国家健康战略,尤其是医务人员工作的重中之重。

　　本书作者一直致力于呵护全民眼健康。为响应国家号召和战略布局,丰富儿童眼健康医疗服务内容,本书聚焦儿童眼健康基础知识及常见眼病防治。作者运用漫画,将眼的结构与功能、儿童常见眼部检查、儿童常见眼病、儿童视力保健等爱眼护眼小常识,通过图文并茂的形式表现出来,为儿童、家长提供了针对性强的儿童眼健康科普资料。

希望此书能让更多人了解儿童眼健康的正确观念和健康行为,共同呵护好孩子们的眼睛和祖国的未来!

邢怡桥

爱尔眼科医院集团湖北省区总院长

2020 年 11 月

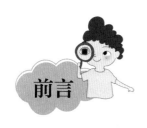

前言

　　眼睛是人类感官中最重要的器官,大脑中大约80%的知识是通过眼睛获取的。读书认字、看图赏画、欣赏美景等都要用到眼睛。儿童处于生长发育期,也正是获取知识与储备信息的关键时刻,因此眼健康更为重要。

　　眼科是一门专业性很强的学科,人们对如何预防眼病和患病后的康复知识了解甚少。为了使普通民众能够掌握护眼知识,更好地呵护好孩子的眼睛,本书运用通俗易懂的语言、以图文并茂的形式系统介绍了儿童眼病的预防、检查、治疗及护理等相关知识,是一本集科学性、实用性、趣味性于一体的儿童眼健康宝典。相信本书的出版,可以为儿童眼病患者及家长提供科学指导,更好地帮助孩子拥有健康、明亮的眼睛。

　　本书作者虽然具有多年临床经验的积累,并广泛查阅国内外相关文献,但书中难免存在不足之处,殷切希望读者谅解和指正。

　　最后,感谢爱尔眼科医院集团副总裁韩忠先生的大力支持、邢怡桥教授的指导并作序,护理总监裴惠女士以及詹汉英女士的支持与指导!

夏莹

2020 年 11 月

目录

第一部分　认识我们的眼睛

眼睛的结构·······················1

眼睛的功能·······················10

眼睛的发育·······················14

第二部分　儿童常见眼部检查

眼部检查的时机······················21

0～6岁孩子的眼部检查··················23

6岁以上孩子的眼部检查·················30

第三部分　儿童常见眼病

儿童常见眼病症状·····················49

儿童屈光不正······················56

儿童泪器病·······················65

儿童眼睑病·······················69

儿童眼表疾病······················76

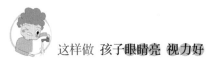

儿童角膜病·······················92

儿童晶状体病·····················99

儿童青光眼病····················103

儿童眼底病······················105

儿童斜弱视······················107

儿童眼外伤······················117

儿童其他眼病····················124

第四部分　儿童视力保健

视力保健的意义···················127

如何进行视力保健·················129

视力保健的几个误区···············136

护眼、爱眼小常识·················141

第五部分　儿童双眼视功能专科检查及训练

什么是双眼视觉···················147

双眼视功能检查···················148

双眼视功能异常···················153

视觉训练·························154

参考资料

第一部分
认识我们的眼睛

眼睛的结构

　　眼睛是人类最重要的器官之一,人类在读书认字、看图赏画、观看演出、欣赏美景的时候,都会用到眼睛。人类的眼睛非常敏感,能辨别出不同的颜色、不同的光线,再将这些视觉形象信息转变成神经信号,传送给大脑。如果眼睛或视觉出现问题,人类与外界的接触便会受到极大的限制或影响。

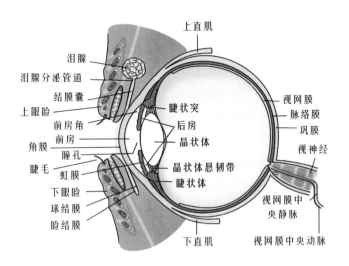

上直肌
泪腺
泪腺分泌管道
结膜囊
上眼睑
前房角
前房
角膜
瞳孔
睫毛
虹膜
下眼睑
球结膜
睑结膜
睫状突
后房
晶状体
晶状体悬韧带
睫状体
视网膜
脉络膜
巩膜
视神经
视网膜中央静脉
视网膜中央动脉
下直肌

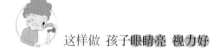
人类的眼睛近似球形,位于眼眶内,受眼睑的保护,其结构包括眼球壁、眼内腔和内容物(包括房水、晶状体和玻璃体)以及神经、血管等组织。

直视可见的眼睛结构

从正面看,我们可以看到角膜、虹膜、瞳孔、巩膜、球结膜和眼睑等结构。

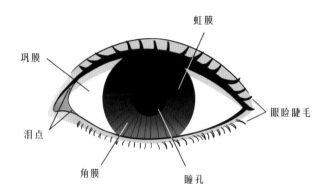

角膜:位于眼球前部(也就是我们俗语所说的黑眼珠),占眼球外层的前 1/6,是一层清晰透明的纤维膜,和巩膜一起共同保护眼球内部组织。角膜像一扇透明的窗子,能够让光线进入眼球内部;同时,它还有敏锐的感觉,以及强大的屈光力。

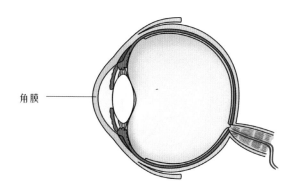

角膜

虹膜:角膜后面有色的组织就是虹膜,在不同种族中,虹膜的颜色会存在差异,中国人的虹膜多呈棕褐色,所以呈现为"黑眼珠"。

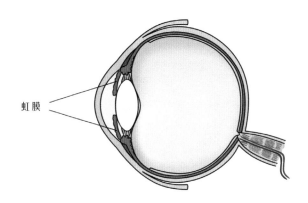

虹膜

瞳孔:是虹膜中央的一个圆孔,光线通过角膜、瞳孔进入眼内,瞳孔可随光线的强弱自动调节大小。光线强烈时,瞳孔变小;光线较弱时,瞳孔变大。

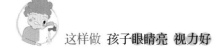

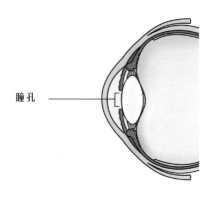

瞳孔

巩膜:也就是我们俗语所说的"白眼珠",占眼球外层的后 5/6,一般呈白色,它可以维持眼球外形,保护眼内组织。儿童巩膜较成人薄,能透见脉络膜的部分颜色,所以呈现浅蓝色;不过,老年人由于脂肪的沉积,巩膜可呈现浅黄色。

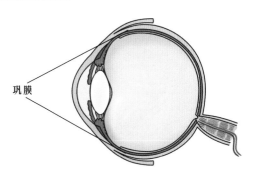

巩膜

结膜:为一连接眼睑与眼球的半透明薄层黏膜,覆盖于眼睑后面和部分眼球前面。结膜分为睑结膜、球结膜和二者移行部的穹窿结膜三部分,这三部分形成一个以睑裂为开口的囊状间隙,称结膜囊。

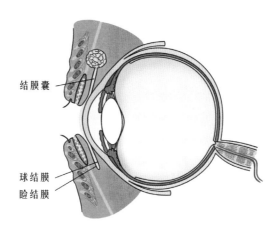

结膜囊

球结膜
睑结膜

眼睑:可以保护角膜免受外伤,防止刺眼的强光进入眼内,并能将泪液散布到整个结膜和角膜。睑缘前部的睫毛具有遮挡灰尘和减少光线刺激的作用。

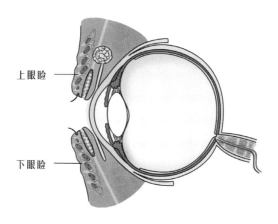

上眼睑

下眼睑

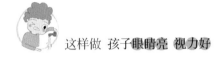

隐藏的眼睛结构

除了以上直视可见的结构外,眼睛还包括一些直视下看不到的组织,包括房水、晶状体、玻璃体、脉络膜、视网膜和黄斑。

房水:是由睫状体产生的一种透明液体,从后房流入前房,再排到眼球外静脉。房水的主要功能包括如下三个方面。

★ 为眼内组织提供营养和氧气。

★ 维持眼内压。

★ 房水是屈光介质之一,具有屈光作用。如果由于炎症等原因导致房水混浊,将直接影响视力。

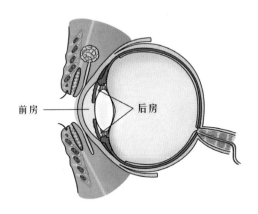

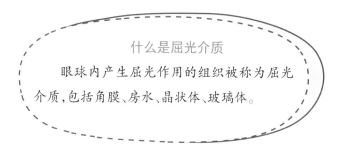

什么是屈光介质

眼球内产生屈光作用的组织被称为屈光介质,包括角膜、房水、晶状体、玻璃体。

晶状体:像是一面双凸透镜,位于瞳孔和虹膜的后面,玻璃体的前面,由晶状体悬韧带与睫状体的管部连接固定。晶状体是人类最主要的屈光介质之一,睫状肌通过收缩或松弛来改变晶状体的厚薄,从而改变眼球的屈光力。同时,晶状体的屏障作用可以降低紫外线对视网膜的光损伤,保护视网膜。

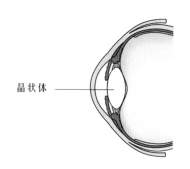

晶状体

玻璃体:是无色、透明的凝胶体,位于晶状体后面的玻璃体腔内,占眼球内容积的4/5。玻璃体也是屈光介质之一,同时对晶状体、视网膜等周围组织有支持、减震和营养作用。

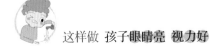
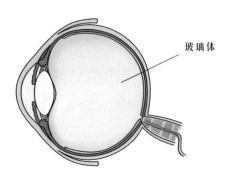

脉络膜：眼球壁的中层又称为葡萄膜，包括虹膜、睫状体、脉络膜。脉络膜是葡萄膜的最后面部分，位于视网膜和巩膜之间，是一层富含血管的黑色膜。脉络膜主要由血管组成，主要功能是营养视网膜外层，同时还具有隔热、遮光和暗房（脉络膜内全是色素，具有遮光作用，使玻璃体腔形成暗房，与照相机的原理相似）的作用。

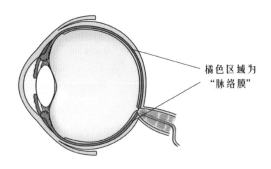

视网膜：是位于眼球壁最内层的薄膜组织，共有

10 层结构,具有感光作用。视网膜是人眼视物最重要的组织,就如同一架照相机中的底片,专门负责感官成像及神经通路传导。若视网膜一旦发生病变,人类的视力将会受到严重损伤。

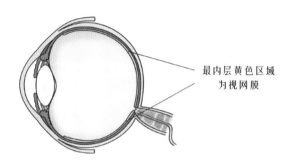

最内层黄色区域
为视网膜

黄斑:视网膜后极部有一直径约 2mm 的浅漏斗状小凹陷区,称为黄斑。黄斑是视网膜上视觉最敏锐的部位,如果黄斑区发生了病变,视力将会受到严重影响。

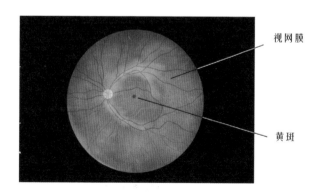

视网膜

黄斑

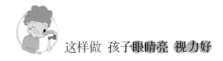
👁 眼睛的功能

眼睛是如何看清物体的

眼睛视物的过程,和照相机有些类似:角膜相当于物镜,瞳孔相当于光圈,角膜、晶状体和睫状肌组成一组变焦镜头。"镜头"调整好焦距之后,光线穿过玻璃体,最终到达视网膜;视网膜再将光信号转换成电信号,经过视神经传送至大脑;由大脑视皮层对电信号进行分析、加工、整合,最终形成视觉。通过视觉,又和动物感知外界物体的大小、明暗、颜色、动静,获得重要信息。

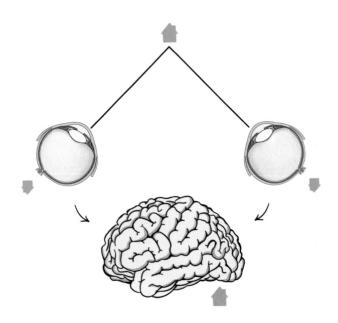

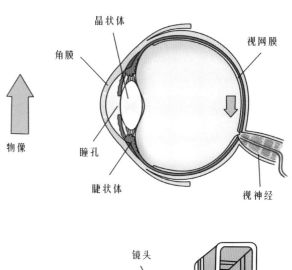

晶状体

角膜

视网膜

物像

瞳孔

睫状体

视神经

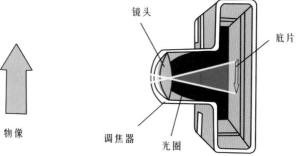

镜头

底片

物像

调焦器

光圈

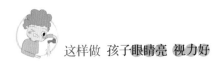

眼睛是如何运动的

眼睛之所以能在眼眶内灵活转动,是因为有6条小肌肉主管其运动,包括4条直肌和2条斜肌,分别是内直肌、外直肌、上直肌、下直肌、上斜肌和下斜肌,其主要功能如下表所示。

肌肉的主要和次要功能

肌肉	主要功能	次要功能
上直肌	眼球上转	眼球内转、内旋
下直肌	眼球下转	眼球内转、外旋
内直肌	眼球内转	——
外直肌	眼球外转	——
上斜肌	眼球内旋	眼球下转、外转
下斜肌	眼球外旋	眼球上转、外转

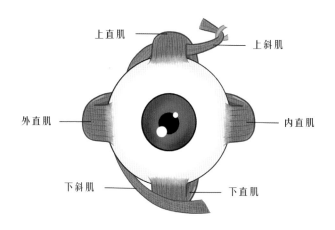

上直肌　上斜肌　外直肌　内直肌　下斜肌　下直肌

眼泪是如何产生的

泪腺位于眼眶外上方的泪腺窝内,是人体分泌泪液的器官。泪腺有 10～12 条排泄管,泪液产生后就由这些排泄管排出。泪液一部分从眼睛直接流出,另一部分由泪点进入鼻泪管,从鼻腔流出。

当我们感到悲伤、难过的时候,会不由自主地流泪,但是眼泪的产生并不完全因为情绪变化;当眼睛中落入灰尘等异物时,也会产生大量的眼泪,此时它们的作用是把异物冲出去。眼泪的主要成分是水,此外还包括溶菌酶、免疫球蛋白、乳铁蛋白、β-溶素以及多种可溶性蛋白和膜结合蛋白组成的补体系统等。正因为蕴含了如此丰富的成分,所以眼泪除了有湿润双眼、避免眼睛干涩的作用外,还具有清洁和杀菌的作用。

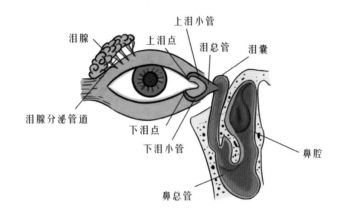

眼睛的发育

刚出生的婴儿,视觉功能没有发育成熟,需要接受外部的刺激(如颜色、光线的刺激)以及所需的营养才能发育起来。从出生至 3 岁,这段时间是孩子视觉发育的关键期,孩子眼睛的注视力、识别力等重要功能都是在此期间形成的,决定了孩子将来视功能的基础。家长应该认真关注孩子视觉发育情况并积极促进孩子的视觉发育。

影响视觉发育的因素

先天发育障碍：孕妇在妊娠期由于各种原因，如感染风疹病毒等，导致胎儿眼部早期发育停滞或障碍，就可能引起各种先天性异常，如先天性白内障、上睑下垂等。上述情况会使进入孩子眼内的光线被阻挡或削弱，减少了视神经细胞接受光刺激的机会，导致其无法很好地发育，进而使孩子的视觉发育受阻。

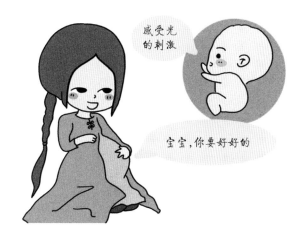

后天眼病影响：当儿童由于角膜炎、眼外伤等原因引发角膜混浊、晶状体混浊、玻璃体混浊等眼病时，会影响孩子眼睛的透明度，这就像在孩子的眼前挂了个窗帘，光线被阻挡或削弱。在这种情况下，如果孩子的

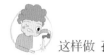

眼病得不到及时治疗,就会导致其视觉发育不良,影响孩子成年后的视力。

孩子的视力不良没有得到及时、正确的治疗:有些孩子由于遗传因素的影响,生下来就是高度近视、远视、散光等,这些孩子的眼部问题如果没有得到及时的矫正和治疗,视物时眼睛就会长期处于朦胧状态。这种不清晰的图像,对于视觉神经细胞的刺激是不利的,会使视觉神经细胞发育不良,进而形成弱视。儿童时期产生的弱视若不及时治疗,导致的视力低下将伴随孩子的一生。

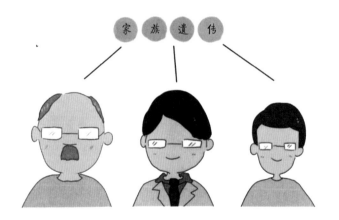

其他:除上述因素外,繁重的学业、长时间使用电子产品等导致孩子用眼负担过重,以及心理压力过大、营养不良等,都可以导致孩子视力发育不良。

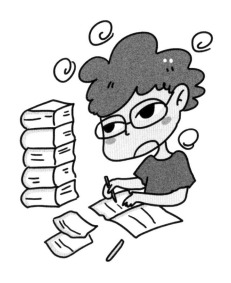

促进视觉发育的方法

颜色刺激:孩子在半岁前具有三色视觉,这时候对比相对强烈的黑白两色对于孩子视觉的刺激是比较大的。在这个时期,家长不妨在孩子眼前 20～38cm 处放一些具有黑白对比色的玩具或者卡片,经常看这些玩具或者卡片可以刺激孩子的视觉发育。

半岁之后,孩子需要颜色更加丰富、对比更加强烈的物品以刺激其视觉发育,此时可以为孩子提供一些色彩丰富的图片和颜色、形状比较有特色的玩具供其观察。

视觉游戏

★**婴儿摇晃游戏**:将婴儿妥善地放在家长的臂弯里,家长的手臂做轻柔、小幅度的半圆形摇晃动作,在这个过程中婴儿的眼睛可以自由地转动,头部不断地向前、后、左、右移动以追寻周围的物体。在这个游戏中,家长应该注意左右手轮换抱孩子,以使孩子的两只眼睛都能得到视刺激,当然家长也可以选择用普通的摇篮带孩子进行类似的游戏,也能收到同样的效果。

★**运动玩具提高视力**:婴儿喜欢看运动的物体,可以给3～4个月的婴儿买一些运动的、闪闪发光的玩具供其玩耍。这个阶段的婴儿喜欢自己运动手脚,在充分保障其安全的前提下,可在他的小床上方挂上色彩鲜艳、外形丰富的玩具并用柔软的绳子系住,绳子的另外一端可以握在婴儿的手里,也可以松松地系在他的脚踝上,这样婴儿就可以在踢打和拉扯的过程中观察玩具,眼睛也会随玩具运动。特别提示:做游戏的时候,一定要有家长陪伴在婴儿身边,以防玩具等物品掉落伤到婴儿或者堵住婴儿口鼻、绳子系住手脚等危害婴儿安全的事件发生。

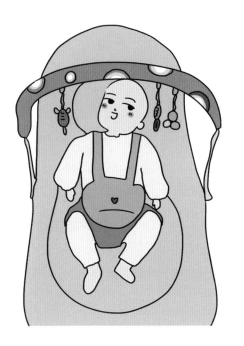

补充营养:为了达到促进孩子视力发育的目的，通过食物补充一些维生素也是不错的选择，B 族维生素、维生素 C、胡萝卜素、DHA 等对孩子的视觉发育很有益处。建议家长在给孩子的饮食中增加一些动物的肝脏以及乳制品、瘦肉、绿叶蔬菜、豆类、小麦胚芽之类的食物。特别提示:上述推荐的食物虽然对孩子的视力发育有好处，但食物的制作方式要能够适合孩子的年龄。

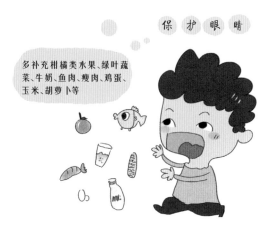

保 护 眼 睛

多补充柑橘类水果、绿叶蔬菜、牛奶、鱼肉、瘦肉、鸡蛋、玉米、胡萝卜等

第二部分
儿童常见眼部检查

眼睛是人体最重要的感觉器官,将近90%的外界信息是通过视觉获得的。眼睛如此重要,所以对于人类,尤其是处于视觉发育关键时期的孩子来说,定期进行眼部检查非常重要,因为这是早期发现眼病的重要、有效的手段,也是诊断眼病的第一道关口。

许多儿童常见眼病具有症状少、发病年龄小的特点,发病时孩子往往无法准确表达看不清楚东西的感受,家长因此很难发现孩子的视力问题。等孩子能够清晰、准确地向家长表达视物不清的感受时,往往已经错过了最佳治疗时机,很可能造成不可逆转的永久性视觉损害。因此家长定期带孩子去医院进行专业的眼科检查,对保护孩子的眼健康来说意义重大。

眼部检查的时机

健康的孩子应当在出生后28～30天进行首次眼病筛查,之后分别在3月龄、6月龄、12月龄和2岁、3岁、

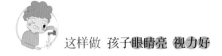

4岁、5岁、6岁健康检查的同时进行阶段性眼病筛查和视力检查。

如果新生儿具有眼病高危因素,应当在出生后尽早由眼科医生进行检查。新生儿眼病包括如下高危因素。

★新生儿在重症监护病房住院超过7天并有连续吸氧(高浓度)史。

★临床上存在遗传性眼病家族史或怀疑有与眼病有关的综合征,如先天性白内障、先天性青光眼、视网膜母细胞瘤、先天性小眼球、眼球震颤等。

★巨细胞病毒、风疹病毒、疱疹病毒、梅毒或毒浆体原虫(弓形体)等引起的宫内感染。

★颅面形态畸形、大面积颜面血管瘤,或者哭闹时眼球外凸。

★出生难产、器械助产。

★眼部持续流泪、有大量分泌物。

出生体重<2000g的早产儿或低出生体重儿,应在出生后4~6周或矫正胎龄32周时由眼科医生进行首次眼底病变检查。

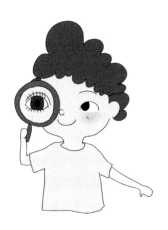

0～6岁孩子的眼部检查

针对0～6岁孩子的眼部检查包括眼外观检查、光照反射检查、瞬目反射检查、红球试验、眼位检查、眼球运动检查、视物行为观察及视力检查。

眼外观检查

观察孩子的眼睑有无缺损、炎症、肿物；眼睫毛是否内翻；双眼大小是否对称；结膜有无充血，结膜囊有无分泌物，有无持续溢泪的情况；角膜是否透明且呈圆形；瞳孔是否居中、是否呈圆形、是否对称、是否呈黑色外观。

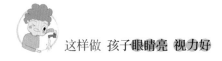

光照反射检查

检查者将手电灯快速移至孩子眼前,照亮其瞳孔区,重复多次,对孩子的双眼分别进行检查。孩子出现反射性闭目动作为正常。

瞬目反射检查

孩子位于顺光方向,检查者以手或大物体在孩子眼前快速移动,不接触孩子。孩子立刻出现反射性防御性眨眼动作为正常。如 3 月龄未能完成此项检查,则 6 月龄继续进行此项检查。

红球试验

检查者用直径 5cm 左右的色彩鲜艳的红球在孩子眼前 20～33cm 距离缓慢移动,可以重复检查 2 次或 3 次。孩子出现短暂寻找或追随注视红球的表现为正常。如 3 月龄未能完成此项检查,则 6 月龄继续进行此项检查。

眼位检查

检查者将手电灯放至孩子眼睛正前方 33cm 处,吸引孩子注视光源。用遮眼板分别遮盖孩子的左右眼,观察其眼球有无水平或上下移动。正常孩子双眼注视光源时,瞳孔中心各有一反光点,分别遮盖左右眼时没有明显的眼球移动。

眼球运动检查

检查者自孩子正前方,分别向上、下、左、右慢速移动手电灯。正常孩子注视光源时,双眼能够同时、同方向平稳移动,反光点保持在双眼瞳孔中央。

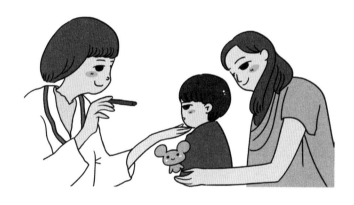

视物行为观察

检查者会询问家长孩子在视物时是否有异常的行为表现,如不会与家人对视、对外界反应差、对前方障碍物避让迟缓、暗处行走困难、视物明显歪头或距离近、畏光或眯眼及眼球震颤等情况。

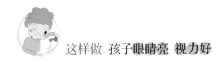

视力检查

检查者要根据孩子的年龄和认知能力选择适合的视力检查方法。

★对于1岁以下的孩子,检查者可观察其注视行为,采用注视和追随试验、遮盖厌恶试验、视动性眼球震颤、选择性观看、图形视觉诱发电位等检查方法。

★对于1～＜2岁的孩子,可采用垂直三棱镜试验、选择观看法(英文简称PL,是婴幼儿视力检测的一种方法)等检查方法。

★对于2～3岁的孩子,可采用认图和图形配对等检查方法。

★对于3岁以上的孩子,可采用主观视力检查法,如图形视力表、E字视力表等检查。

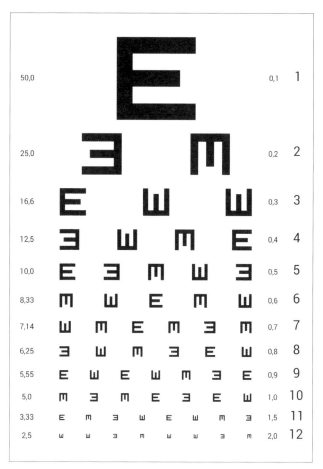

E 字视力表

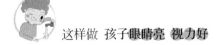

3岁及以下孩子的视力评估方法

注视和追随试验：该试验主要用于评估孩子的单眼注视能力，包括注视的质量（稳定、不稳定）、注视持续的时间（持续性注视、非持续性注视）、注视的位置（中心注视、偏中心注视）。

遮盖厌恶试验：检查者交替遮盖孩子的双眼，观察其反应有无差别，从而比较孩子双眼视力的不同。通常孩子会拒绝检查者遮盖其视力较好的一眼，表现为哭闹、扭脸等拒绝行为。

垂直三棱镜试验：该试验主要用于正位眼或小度数斜视孩子弱视的诊断。在孩子眼前放置一块 $10\sim15^{\triangle}$ 基底向下的三棱镜，检查者据此可以鉴别孩子哪一只眼正在注视，进而了解其双眼的注视偏爱。

双眼注视偏爱试验：该试验常用于患有大角度斜视且不配合视力检查的孩子弱视的诊断，可以对其双眼视力进行比较。

3岁以上孩子的视力检查方法

主观视力检查：涉及辨认视标，包括字母、数字或符号，是评估视力、确定弱视最常采用的检查方法。视标可挂在墙壁上、显示在计算机屏幕上或手持卡片上。视力检查应当标准化，以便于对一系列随诊得到的结果进行比较。为了保证检查结果的真实、准确，应当保持检查环境的安静、有序。

在视力检查开始时，检查者可以让孩子先对视标进行熟悉，这样会对检查有帮助。对年幼、害羞或有认知缺陷的孩子进行检查时，检查者可以让孩子将视力表上的视标与他们手持卡片上的图案进行对比，这样可以取得更好的检查效果。

视力检查应当左右眼分别进行，检查者应将孩子的非检查眼用眼罩等物品遮盖起来，以防止其偷看。有时孩子不允许有任何单眼遮盖，这种情况下检查者应当测量孩子的双眼视力。

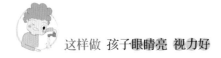

6岁以上孩子的眼部检查

对于6岁以上的孩子,眼科常用检查包括裂隙灯检查、眼底检查、眼压测量、视野检查、同视机检查、眼轴测量、屈光度检查及色觉检查。有特征性异常表现者还可进行视野检查及视觉电生理检查。

裂隙灯检查

通过裂隙灯检查,检查者可以清楚地观察孩子的眼睑、结膜、巩膜、角膜、前房、虹膜、瞳孔、晶状体及玻璃体前1/3部分,可确定病变的位置、性质、大小及深度。因此裂隙灯检查是眼科检查中必不可少的重要环节。

在检查开始前,检查者应根据孩子的身高调整其座椅的高度及位置,如孩子身高不够,可嘱其站立。接受检查的孩子应摘除框架眼镜,将额头和下颌分别放在仪器的额靠和下颌托上面,检查者可以根据需要调整下颌托的高度。一切准备就绪后,接受检查的孩子应按照检查者的指示转动眼球。

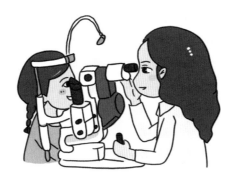

裂隙灯检查

裂隙灯检查下
可以观察到的
眼部结构

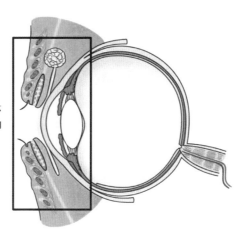

眼底检查

检查者利用检眼镜可以观察到孩子玻璃体、视网膜、视神经乳头和视网膜动、静脉,从视网膜的组织结构、形态、血管变化,即可发现有无异常,从而推断孩子患了哪种眼科疾病。眼底检查不仅对眼科疾病的诊断具有重要意义,还能通过发现不同的眼底表现,进而对某些全身性疾病,特别是内科和神经科疾病作出诊断或提供诊断线索。

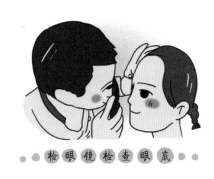

检眼镜检查眼底

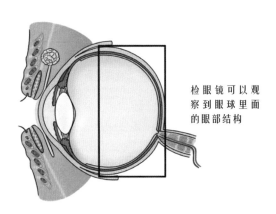

检眼镜可以观察到眼球里面的眼部结构

眼压测量

眼压是指眼球内容物作用于眼球壁的压力,正常的眼压值为 10～21mmHg。青光眼就是由于房水流出受阻,导致眼压过高而引起的视神经损伤、萎缩,进而造成各种视觉障碍和视野缺损。眼压测量是一种简单而又重要的检查方法,可以早期发现并诊断青光眼,使孩子能够获得及时的治疗。

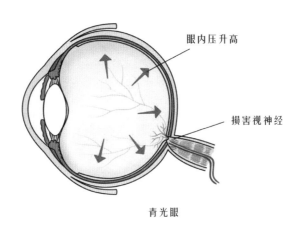

眼内压升高

损害视神经

青光眼

一般选择非接触眼压计为孩子进行眼压测量。在检查前,检查者应告知孩子检查过程并无痛苦,不会接触眼部,仅是一股气流吹向眼部,孩子只需睁大眼睛直视前方即可;检查过程中嘱孩子不要转动眼球,不要摆动头部。检查过程中,检查者应叮嘱孩子将额头和下颌分别放在仪器的额靠和下颌托上,仪器会自动弹出气流并显示出眼压值,每只眼测量 3 次,取平均值。如果孩子无法配合检查,检查者可用棉签或手指轻轻扒开孩子的上睑,暴露角膜,迅速完成此项操作。

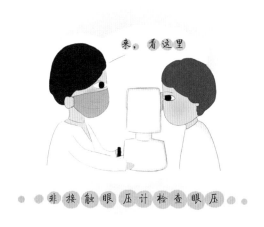

来,看这里

··· ·非接触眼压计检查眼压···· ·

视野检查

视野是黄斑中心凹以外的视力,代表视网膜黄斑中心凹以外的视网膜功能,又称为周边视野或周边视力。视野对我们的学习、生活和工作都很重要。有些晚期青光眼或视网膜色素变性的患者呈管状视野,即视野缩小得好像通过一根管子往外看东西一样,只能看到眼前一点儿而看不到周围的东西,会出现走路撞墙角等情况,给生活带来极大的不便。检查视野的方法很多,临床上一般采用视野计检查法。

正常视野

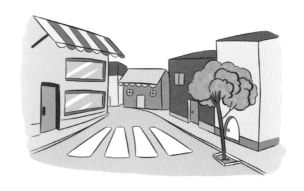

中度青光眼视野

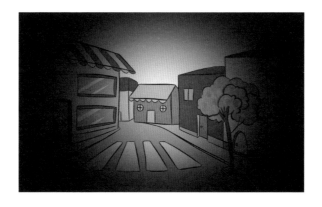

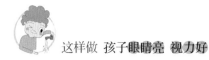

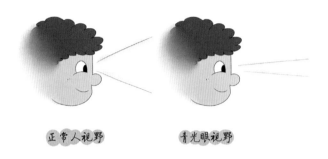

正常人视野　　　　　青光眼视野

同视机检查

同视机可用来检查人眼的同时视、融像、立体视等双眼视功能,是弱视、斜视诊治的必备眼科检查项目。同视机检查的原理是利用两个镜筒将双眼视野分开,左眼看左侧画片,右眼看右侧画片。如果有双眼视觉,便可以将分别来自双眼的物像合二为一,感觉为一个物体;如无双眼视觉,检查者可以借助同视机面板的刻度了解孩子的斜视度,并对其他一些资料进行分析。

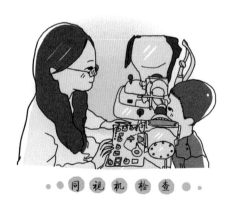

同 视 机 检 查

一级双眼视功能：同时视。双眼能同时见到两个不同画面的图像。

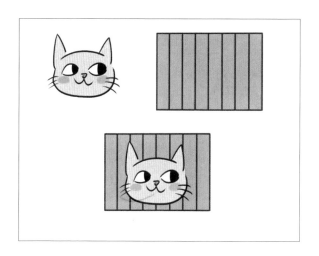

二级双眼视功能：融合。双眼能将部分相同、部分不同的图像看成一个图像。

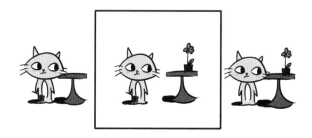

三级双眼视功能:立体视。双眼能将两个分离的、完全相同的图像综合成一个具有立体感的图像。

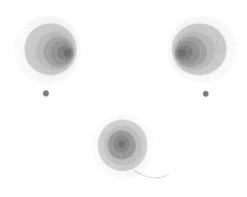

眼轴测量

眼轴长度是指眼球从前到后的长度,眼轴增长好比身高增长。在婴儿出生时眼轴长度一般为 16mm,出生后第一年眼轴迅速增长,3 岁时眼轴长度达到 21mm 左右,以后以每年 0.1～0.2mm 的速度生长,13～14 岁即可达到成人水平(24mm)。

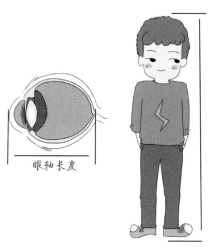

眼轴长度

身高

　　在孩子屈光发育的过程中,角膜和晶状体越来越平,眼轴越来越长,两者共同维持人的正视状态,即让光线聚焦于视网膜上。如果眼轴过长,光线只能聚焦于视网膜前,这种状态称为近视。高度近视者的眼轴一般长于 26mm,伴随着眼轴进行性延长,视网膜会随之变薄,未来发生视网膜脱离、黄斑变性的概率也会随之增加。因此,在其他眼部条件相似的情况下,眼轴更长的孩子更容易近视,发育期孩子的眼轴长度增长过快可能是向近视发展的趋向因素,因此对于有高度近视家族史的孩子尤其要关注眼轴长度的变化。

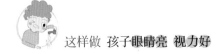

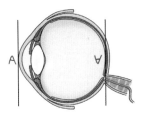

正常眼轴

眼轴长 =24mm

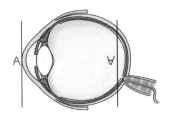

近视眼轴

眼轴长 >24mm

屈光度检查

为了了解眼球的屈光程度,以决定所需配戴眼镜的度数,必须进行一系列检查,称为屈光度检查,即我们日常所说的验光。验光需要由受过眼科专业训练的视光学技术人员进行,验光的过程严谨,测出来的度数才精确。验光的目的不仅是要让配镜者看清物体,还要使其看得舒适、持久,配戴的眼镜对眼睛还能起到治疗作用。

儿童和青少年验光前需要散瞳:因为儿童和青少年眼球调节力丰富,如果验光时不散大瞳孔,睫状肌的调节作用可使晶状体变凸,屈光力增强,不能把调节性近视(即所谓假性近视)成分去除,表现出来的近视度数偏深,会影响检查结果的准确性。

需要注意的是,散瞳后的验光结果可让眼科医生对该眼无调节状态下的屈光不正情况有初步了解,但并非据此就能制订最适合的矫正处方,最终的矫正处方一定是眼科医生在充分权衡孩子双眼屈光情况、主觉验光情况、双眼平衡及具体视觉要求后制订的。

真性近视与假性近视

假性近视:即远视力低于正常但近视力正常,如果采用睫状肌麻痹验光,则视力可达正常,检影验光为正视或轻度远视,这种现象属于假性近视,多发生于儿童。假性近视不需要配戴眼镜,但假性近视可发展为真性近视。

真性近视:即永久性近视,患者远视力差但近视力好,采用睫状肌麻痹验光,其视力变化不大,检影验光为近视。

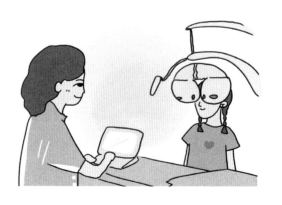

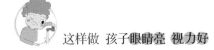

散瞳验光的配合方法

1. 孩子本人以及家长应该遵从医嘱,选择适合的散瞳方式,根据孩子的学习需要选择合适的散瞳验光时间。

2. 孩子及家长均应细心聆听医护人员的指导并仔细阅读散瞳注意事项。

3. 点散瞳药后,孩子应按压泪囊区3～5分钟,防止药物从鼻黏膜吸收后引起全身药物副作用,如皮肤和黏膜干燥、口干、面部潮红、轻微发热、兴奋、心跳加快等。如出现上述情况,可多喝水以缓解症状。

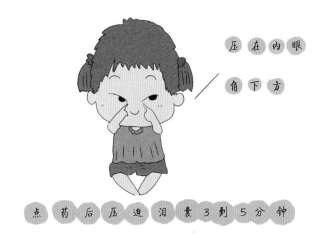

压在内眼角下方

点药后压迫泪囊3到5分钟

4. 在家散瞳的孩子,家长要掌握涂阿托品眼膏的正确方法并了解散瞳药的副作用。散瞳期间,家长应注意观察孩子是否出现由于药物副作用而导致的各种症状。

5.有青光眼家族史的孩子散瞳后可能诱发闭角型青光眼发作,对于这些孩子,如需散瞳验光,应该请专业眼科医生评估是否可行。如散瞳后出现眼痛、头痛、视力下降等现象应及时到医院就诊。

散瞳后的注意事项:散瞳验光是应用药物使眼睛的睫状肌完全麻痹,失去调节作用,使眼睛在真实屈光状态下验光。

点散瞳药后瞳孔散大,会出现怕光、视力减退、看近物模糊等情况,影响近距离学习和生活,上述情况在药物作用时间过后即可缓解。快速散瞳药物作用时间为4～6小时;采用阿托品眼膏散瞳要3周左右瞳孔才能复原。

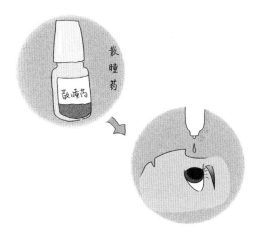

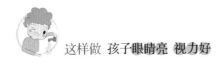
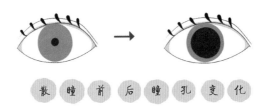

散 瞳 前 后 瞳 孔 变 化

1. 散瞳后应避免强光刺激眼睛，外出时可戴太阳镜、遮阳帽或打遮阳伞等。

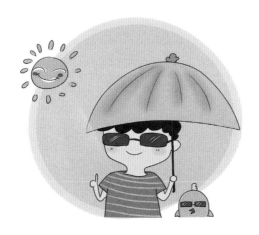

2. 散瞳后会对双眼视物产生一定影响，所以外出时一定要注意安全。即便平时孩子能够熟练"驾驶"玩具车，散瞳后也不建议玩耍。

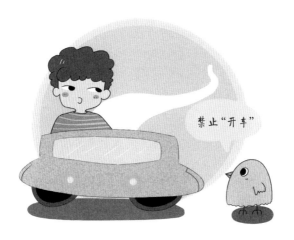

3. 散瞳后避免近距离用眼,如看书、看电视等。

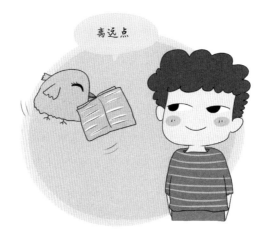

4. 散瞳后短期内多喝水,以促进药物排泄。

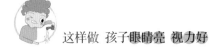
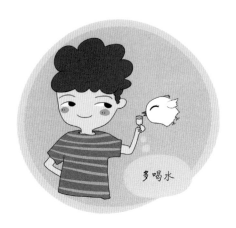

多喝水

为什么一定要复光才能配眼镜：近视眼必须复光才能配镜，远视眼则是在大瞳下配镜更佳。应用散瞳药后，瞳孔呈散大状态，原来被瞳孔遮盖部分的屈光介质暴露出来，其呈现的屈光度数与瞳孔复原时的屈光度数有偏差。应用快速散瞳药物的，需在第二天复光；应用阿托品的，需在 3 周后瞳孔复原时复光，这样才能获得准确的验光处方，眼镜戴起来才感觉舒服。

如何看懂孩子的验光处方：一般验光处方会包含镜片性质、镜片的屈光力（度数）、看近用或是看远用、瞳孔距离、矫正视力等信息。

★**镜片性质**：用正负号表示，球镜中的凸透镜（远视镜、老花镜）及柱镜中的凸柱镜（远视散光镜）均以正号"+"表示；球镜中的凹透镜（近视镜）及柱镜中的凹柱镜(近视散光镜)均以负号"—"表示。

★镜片的屈光力:用"度"表示,眼镜处方上简写为"D"。平行光通过镜片在1m处成焦点时,该镜片屈光力为1屈光度,即很多人说的"100度"。屈光度标以Sph或S,代表球镜屈光度;屈光度标以Cyl或C,代表柱镜屈光度(散光度)。

轴向以柱镜轴与水平线所成角度为标准,从0°到180°。axis或A代表散光轴向,其数值写在柱镜屈光度之后。

★瞳孔距离:以毫米为单位记录,在选择镜架时会用到该数据,可保障镜片的光学中心与视线一致。

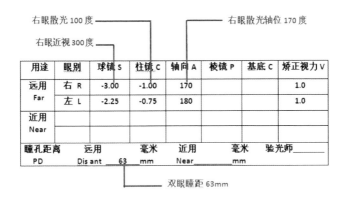

色觉检查

色觉检查的目的是检查人的辨色能力是否正常,

因为一些行业的从业人员必须具备正常的色觉,因此该项检查是服兵役、升学、就业前的常规体检项目,色觉障碍包括色盲、色弱,多数在体检时被发现。色盲是缺乏或完全没有辨色力,色弱为辨色力不足。

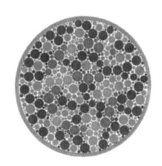 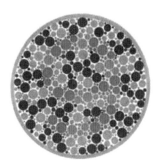

儿童常见眼病症状

视力下降

发生视力下降常见以下三种情况。

屈光不正：就是人们常说的近视、远视和散光。这类情况戴眼镜就可以达到正常视力。

屈光间质混浊：常见的疾病有角膜炎症或角膜混浊、晶状体混浊（白内障）、眼内炎症导致的房水和玻璃体混浊及玻璃体出血等。

视觉传导通路的病变：包括眼底病、视神经病变和视觉中枢病变，如颅内肿瘤、视神经炎等。

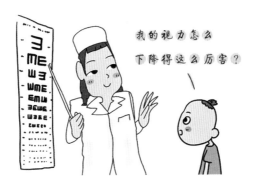

我的视力怎么下降得这么厉害？

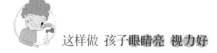

眼痛

根据部位不同,眼痛可以分为眼睑痛、眼眶痛、眼球痛及球后疼痛。

眼睑痛:多见于睑腺炎(麦粒肿)、急性泪囊炎、急性泪腺炎等。

眼眶痛:可由鼻窦炎、眶骨膜炎、蜂窝织炎及眶上神经痛引起。

眼球痛:可以有磨痛、胀痛、烧灼痛、干涩痛等多种形式。眼表异物、角膜炎、结膜结石、倒睫等会引起磨痛;眼压高、眼内炎症、视疲劳会引起胀痛;结膜炎、干眼会引起烧灼痛、干涩痛。

球后疼痛:常见于急性视神经炎、眶内肿瘤等。

可见,同一种病可以表现出不同的眼痛,同一种眼痛也可能是不同的眼病所致。所以,发生眼痛一定要请医生鉴别,在医生的指导下进行治疗。

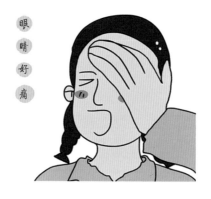

眼红

眼红是以结膜血管扩张、充血为主要体征的眼病，是眼病最常见的临床表现之一。眼红涉及的疾病种类众多，一般可以分为感染性和非感染性两大类。感染性眼病包括细菌性、病毒性及沙眼结膜炎；非感染性眼病包括过敏、干眼、视疲劳、眼外伤、青光眼等。

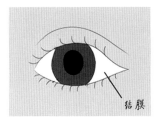

结膜

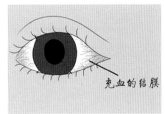

充血的结膜

眼分泌物增多

急性结膜炎会出现水性或脓性分泌物，晨起时分泌物可使眼睑黏住不易分开。这类疾病同时伴有眼红、眼痛。泪囊炎会出现比较黏稠的浆液性分泌物或脓性分泌物，同时伴有内眦部饱满，按压该区域时可有大量分泌物自眼角流出。

对于眼分泌物多的孩子，除了及时就医外，家长也要做好家庭护理。家长可以用消毒脱脂棉蘸上温开水清洁孩子的双眼，每天两次，由内眼角到外眼角，轻轻地揩拭。特别提醒:两只眼睛各用一块专用脱脂棉,不要混用。

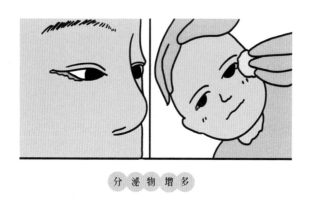

分 泌 物 增 多

眨眼

引起孩子频繁眨眼的常见原因如下。

异物:因灰尘、异物等引起眼睛局部不适而导致的眨眼。

习惯性眨眼:有些孩子喜欢模仿其他人频繁眨眼,结果形成习惯性眨眼。出现这种情况,父母应及时提醒并帮助孩子自我控制。

神经性眨眼:由支配眼轮匝肌的神经纤维受到刺激后频繁收缩所致。治疗上可用局部按摩和热敷,内服镇静药,还可使用神经营养药。

眼疲劳性眨眼:包括视力疲劳,如屈光不正。这种眨眼其实是一种保护性反射,通过不断眨眼可调整眼球曲率,使视觉清晰。孩子出现这种情况时,家长应督促孩子合理用眼,必要时应验光配镜以缓解视疲劳。

干眼:眼干燥致眼痒不适时,孩子会不由自主地增加眨眼频率。

过敏性结膜炎:由于眼痒刺激而使眨眼次数增加。

上睑下垂

上眼皮不能上抬,在临床上叫作"上睑下垂",可以分为先天性和获得性两大类。先天性多为动眼神经或提上睑肌发育不良所致;获得性多是由于炎症、神经压迫及神经中枢的病变所致,常见的疾病有多发性脑神经炎、海绵窦血管瘤、颅内肿瘤压迫及脑梗死等。

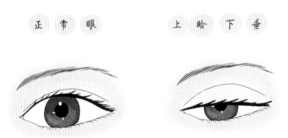

正常眼　　　　上睑下垂

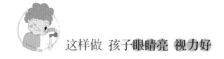

斜视

斜视常表现为"对眼"或"瞟眼"。内斜视俗称"对眼",表现为眼睛中间的瞳孔朝中间靠拢,看起来就像两只鸡斗架一样,多由中高度屈光不正引起。还有一种情况称为"假性内斜视",多由于小宝宝鼻骨还没有发育好,是个塌鼻梁,形成了假性内眦赘皮,看上去好像是"对眼"。

外斜视俗称"瞟眼",就是一只眼睛向正前方注视时,另外一只眼睛却向外偏斜。在与人面对面时,常给人感觉是"他没有看着我"。

作为家长,一定要在平时多注意观察孩子的眼部情况,把儿童斜视消灭在萌芽期。平时可以用以下两个简单的办法判断孩子是否存在斜视。

1. 把孩子鼻梁部的皮肤捏起来看看,对眼的现象是否还存在。

2. 用小电筒照孩子的鼻根部,看孩子两个角膜上的反光点是否在中央。如果反光点不在中央,家长应及时带孩子到医院就诊。

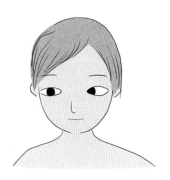

白瞳症

　　白瞳症表现为瞳孔区发白或发黄,这种情况一般是由家长或他人偶然发现的。白瞳症多半由下列疾病引起:眼内肿瘤、先天性白内障等。如果出现白瞳症的孩子是早产儿并且有吸氧史,应注意是否有早产儿视网膜病变。以上疾病都会严重影响孩子的视觉发育,甚至会危及生命,一旦发现一定要马上就诊。

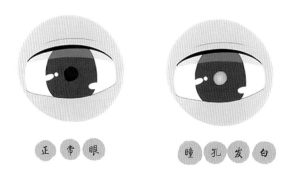

正 常 眼　　　　　瞳 孔 发 白

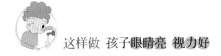

👁 儿童屈光不正

当眼调节放松状态时,外界平行光线(一般认为来自 5 米以外)经眼的屈光系统后在视网膜黄斑中心凹聚焦,产生清晰物像,称为正视眼。

当眼调节放松状态时,外界平行光线经眼的屈光系统后不能在视网膜黄斑中心凹聚焦,不能产生清晰物像,称为非正视眼,即屈光不正。平行光聚集在视网膜之前的,称为近视;聚集在视网膜之后的,称为远视;不能聚焦为一点的,称为散光。近视看远看不清楚,看近看得清楚;远视看远、看近都看不清楚。

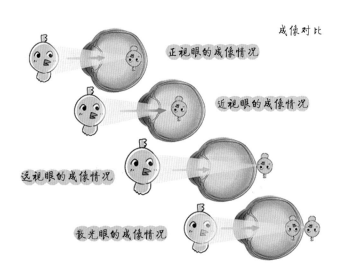

成像对比

正视眼的成像情况

近视眼的成像情况

远视眼的成像情况

散光眼的成像情况

什么是眼的三联动关系

三联动关系指的是当眼睛看近时,睫状肌要调节,双眼同时要集合(双眼内转),双眼的瞳孔同时缩小。看不同的距离,双眼的集合角、调节度和瞳孔的大小是一一对应的;当看远时,对于正常的眼睛,双眼调节放松,集合为零,瞳孔放到最大,这三个动作也是一一对应的。

对于不正常的眼睛,这三者就不能一一对应,出现错位,如果戴镜矫正合适,达到一定时间,又会呈现一个新的三联动关系。如果不矫正或者乱治疗,三联动关系就会紊乱,引起斜视、视疲劳、视神经问题等。

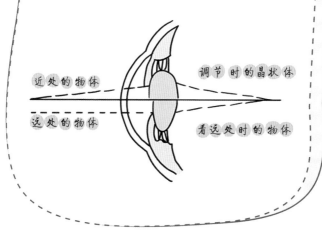

近处的物体　　　　　　　　调节时的晶状体
远处的物体　　　　　　　　看远处时的物体

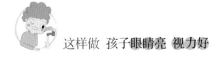

近视眼

近视的主要症状是看远处物体时视力模糊。儿童常出现侧头看电视,由于调节或者集合不协调可出现视疲劳。常见有假性近视和真性近视。假性近视是因为眼睛紧张,导致光线聚焦在视网膜前面,看不清楚;当眼睛放松后,光线又重新聚焦在视网膜上,视力提高至正常。真性近视一般是因为眼轴变长,即使眼睛放松,光线仍聚焦在视网膜前面,看不清楚远处物体。

近视眼的发生与遗传因素、环境因素(用眼习惯、姿势、用眼时长、光线)等有关。近视如不及时干预,易发展成高度近视。高度近视由于眼轴变长、眼球突出、眼球后极部扩张,易形成后巩膜葡萄肿,同时还伴有玻璃体混浊、闪光感等。严重者可因高度近视所致的视网膜脱离、黄斑出血等致盲。

治疗

假性近视:如果检查确诊为假性近视,可以在医生的指导下使用扩瞳药物,使睫状肌放松,但疗效较慢,也有一些不良反应。假性近视患儿还可以通过改变不良的用眼习惯,采用远眺法、做眼保健操、增加户外活动等方式放松眼调节,达到治疗的目的。

真性近视：一旦形成是不可逆的。但是可以通过佩戴眼镜[框架眼镜、角膜塑形镜、多焦点隐形眼镜、硬性透气性角膜接触镜（RGP）等]来进行治疗，当年满18岁度数稳定以后还可通过激光手术进行矫正。

预防

预防和控制近视的正确方法包括改善环境和用眼行为。

改善环境：改善照明，不要在昏暗的环境下看书；选用可调节桌椅和坐姿矫正器；使用利于视力健康的照明设备，推荐使用有效减少蓝光及频闪的护眼台灯。

改善用眼习惯：增加户外活动，减少持续性近距离学习时间。

近视度数增加过快，可采用非手术方法和手术方法进行预防和控制。

非手术方法：配戴角膜塑形镜。

手术方法：后巩膜加固术，是用医用的硅胶海绵、异体巩膜等作为保护材料，加固和融合后极部巩膜，阻止眼球后极部的进行性扩张和眼轴进行性延长的一种手术方法。

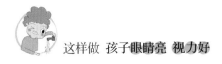

什么是角膜塑形镜

角膜塑形镜是一种逆几何设计的硬性透气性接触镜,镜片中央平坦,周边陡峭,通过配戴,使角膜中央区域的弧度在一定范围内变平,从而降低一定量的近视度数。只需夜间佩戴,白天无须戴镜就能获得清晰视力并可以有效控制近视发展。

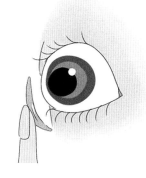

角膜塑形镜控制近视发展的原理

孩子的眼球处于生长发育期内,由于长时间阅读、做作业,眼球一直处于"看近"状态,形成了调节滞后(远视性离焦),加速了眼轴的生长,眼轴长度每增加1mm,近视的度数就增加300度左右。角膜塑形镜通过改变角膜面的形态,使青少年眼球看近处时形成的远视性离焦转变为近视性离焦,而且可以改变整个视网膜的离焦性质,从而极大延缓了眼轴的加长,抑制了近视的加深。

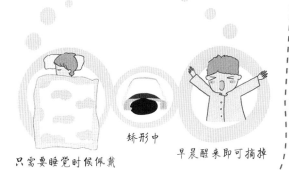

只需要睡觉时候佩戴　　　　矫形中　　　　早晨醒来即可摘掉

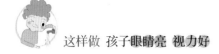

远视眼

远视眼表现为看近看远均不清楚。高度远视者视力严重下降;中度远视者可通过调节使视力下降不明显,但会出现视疲劳现象,表现为近距离工作或阅读不能持久并感觉视力模糊,需要休息片刻后才能继续,用眼后感觉眼酸、眼痛、眼干涩、流泪等。严重者可出现头痛、恶心、眩晕等不适。远视伴随着调节的增加,产生过多的集合,这也容易产生内斜视及假性近视。

治疗

儿童处于生长发育时期,眼睛也在发育,6 岁以下轻度远视,属于生理性远视,如果没有斜视,没有出现视疲劳,不需要配镜矫正,但要每半年至一年复查一次。儿童中高度远视就要验光配镜,每半年复查、验光一次。学龄前儿童的高度远视、弱视,最好每 3 个月重新验光一次,观察视力变化,根据视力变化情况及时更换镜片以获得清晰的视力,直至成年。

预防

到目前为止,还没有预防远视的确切方法。但做到以下几点对远视眼患儿可能有一定好处:吃富含维生素 A 和维生素 C 的食物;在室外戴防紫外线眼镜,防止过量的紫外线照射眼球;喝足够的水,防止眼干;定期进行眼科常规检查。

散光

散光是人的角膜不同区域的弯曲度不同导致的。换句话说,就是外界物体反射的光线进入眼内,不能在视网膜表面形成焦点,而形成焦线,以致看远看近都不清楚,这种状态被称为散光。

正常人看到的线条　　　　有散光的人看到的线条

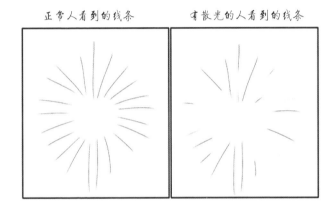

治疗

大多数人有 25 度左右轻微的散光,属于生理范围的散光,无任何影响,无须矫正治疗。大多数散光都能用眼镜矫正,也可以用特殊的接触镜和屈光手术进行矫正。但是对于高度散光,即使矫正,也比较容易出现视力疲劳症状。

双眼屈光参差

两眼屈光度不同被称为屈光参差。屈光参差较大时会对视力和立体视功能产生不利影响。由于屈光参差造成两眼物像清晰度和大小不等,视中枢对两眼物像融合较困难,导致视物模糊和视疲劳。屈光参差太大,破坏了立体视功能,则可能形成看远看近分别使用左右眼交替进行或视力较差的眼长期抑制,形成屈光参差性弱视。因此,必须重视对屈光参差的早期发现和正确处理。

治疗

框架眼镜治疗:屈光参差最简单的方法是配戴框架眼镜进行矫正,儿童有较大的适应性和可塑性,对框架眼镜能较好地接受。

遮盖疗法与药物治疗:屈光参差性弱视不止是戴眼镜矫正,还有遮盖治疗、阿托品压抑疗法等。遮盖治疗屈光参差性弱视的原理是通过遮盖健眼或较好眼以减缓或消除对弱视眼的抑制作用,增加弱视眼的使用机会,从而提高弱视眼的视力。

角膜接触镜:用角膜接触镜矫正屈光参差的效果最为明显。如硬性透气性角膜接触镜(RGP),是白天配戴的高透氧硬性隐形眼镜,尤其适用于高度散光、高度近视和圆锥角膜等眼病。

屈光手术:手术直接作用于角膜,避免戴框架眼镜所产生的较大的光学像差,可提高视力、改善立体视。

预防

在日常生活中,视近物体时不要偏头看,所视物体应放置在双眼前,两眼应同时注视,习惯性侧卧阅读及不正确的握笔姿势都可能导致不同程度的屈光参差。要加强对眼睛的保护,适当补充维生素 A 和蛋白质。

儿童泪器病

新生儿泪囊炎

观察新生儿的眼睛总是水汪汪的,时常有水流出来,用手帕擦干后没多久又会流出来。除了流泪之外,有的孩子内眼角还有白色或黄色分泌物,如果出现上述症状,多半要怀疑有新生儿泪囊炎。

新生儿泪囊炎是由于鼻泪管下端的胚胎残膜没有退化,阻塞鼻泪管下端,泪液和细菌潴留在泪囊内,引起继发性感染所致。新生儿泪囊炎表现为溢泪,结膜囊有少许黏液脓性分泌物(眼屎),泪囊区有肿块,肿块触之有弹性,且伴眼睑湿疹(感染的泪液刺激眼睑皮肤,产生湿疹)。

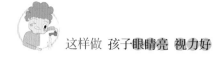

新 生 儿 泪 囊 炎

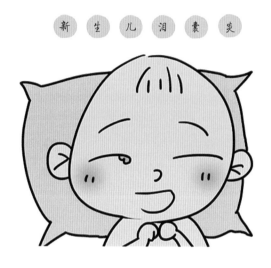

治疗

按摩泪囊:每日数次按摩泪囊。按摩的目的是增加鼻泪管内的压力,促使阻塞膜的破裂,也可将泪囊内的分泌物挤出。

挤压按摩泪囊手法:操作者洗手后抱起患儿,使患儿仰卧于操作者怀中并固定患儿头部,操作者用另一已剪钝指甲的拇指指腹挤压出患儿泪囊分泌物,并点一滴抗生素滴眼液,自内眦鼻骨处下方泪囊区由上向下挤压,力度要适中,以免损伤患儿皮肤。每日2次,每次10～20下,每个疗程2～3周。

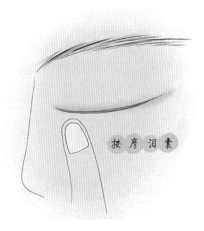

按摩泪囊

泪道冲洗:用生理盐水冲洗泪道,利用注入水的压力将胚胎膜穿破。如果泪囊按摩和泪道冲洗均无效,可采用泪道探通术。

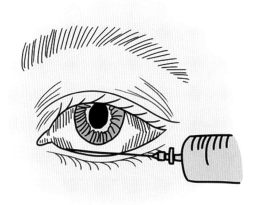

泪道探通术:是一种微创手术,首先要给患儿进行泪道冲洗,冲洗以后,确定存在泪道不通的,就用泪道扩充器顺着泪小点进入,经过泪小管到达泪总管,接着再往里通过泪囊,最后至鼻泪管。鼻泪管下端就是我们说的先天性膜性组织的部位,如果把这几个阻塞的部位全部探通了,泪道可能就通了。

护理

值得注意的是,在进行泪道冲洗和探通时一定要固定患儿头部,避免患儿因头部左右摆动而损伤泪道。同时泪道探通后患儿不要马上离开医院,需要观察 30 分钟,30 分钟内不要进食过热食物,注意有无出血。待观察结束且无特殊情况发生后,患儿方可离开。次日应复诊,遵医嘱用抗生素滴眼液点眼。

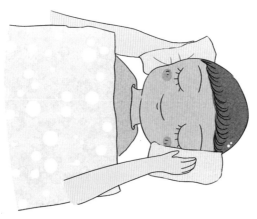

固定好患儿头部

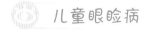 儿童眼睑病

倒睫

倒睫是指睫毛向后或不规则生长,以致睫毛触及眼球,可发生在任何年龄段。倒睫可接触到结膜、角膜,患者会出现疼痛、流泪、持续性异物感,孩子会表现出爱揉眼睛。长期摩擦结膜、角膜,可导致结膜充血、新生血管及角膜浅层混浊,重者可引起角膜溃疡,严重影响视力。

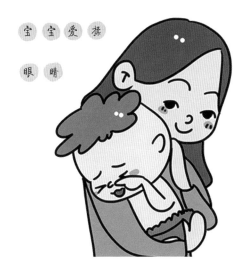

宝宝爱揉

眼睛

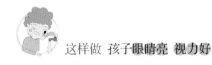
治疗

少数几根倒睫可用倒睫镊拔除。单纯倒睫拔除后很快又会长出来,可以用射频法或电解法破坏毛囊并拔除,这样可防止倒睫再生。倒睫数量较多者或眼睑向内翻转者可行手术矫正。

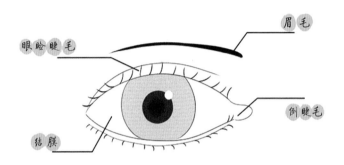

眉毛

眼睑睫毛

倒睫毛

结膜

睑内翻

睑内翻是指睑缘向眼球方向内翻的眼部疾病。睫毛及睑缘外皮肤会随之倒向眼球,刺激角膜。在初期,患儿常表现为眼红、有分泌物、喜揉眼,甚至不停眨眼,时间久了可使黑眼珠变混浊,影响视力。睑内翻与倒睫常同时存在。

治疗

先天性睑内翻随着患儿年龄增长,鼻梁发育,部分程度可减轻或消失,不必急于手术。若患儿 3 岁,睑内

翻仍未消失,刺激角膜,导致反复流泪、揉眼、眼红等,
应行睑内翻矫正手术。

上睑下垂

正常人在不皱眉的情况下双眼自然平视时,上眼
皮遮盖角膜(即黑眼珠)1.5～2mm,超过这个标准的即
称为上睑下垂。上睑下垂除影响外观,给人一种未睡
醒、精神欠佳的感觉外,程度严重者因视线遮挡,会影
响视力发育,而且形成昂头皱眉的特殊姿势,对脊柱发
育有一定的影响,同时对儿童的心理会造成不同程度
的影响。

治疗:大部分上睑下垂均需手术矫正;先天性上睑
下垂如果影响视力发育,应尽早手术;如果是轻度上睑
下垂,不影响视力发育,可择期进行手术改善外观。

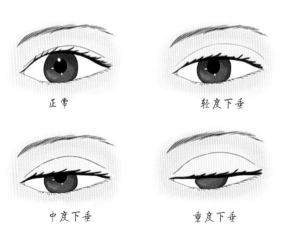

正常　　　　　　　　　　轻度下垂

中度下垂　　　　　　　　重度下垂

睑腺炎

睑腺炎，是眼睑腺体的感染性病变，俗称"挑针眼"，形似麦粒，又称"麦粒肿"。眼睑有红、肿、热、痛的急性炎症表现。根据病变的不同部位分内麦粒肿和外麦粒肿。外麦粒肿位于睫毛根部附近的睑缘处，局部有压痛性硬结，重者伴有同侧耳前淋巴结肿大和压痛、全身畏寒、发热等。睑腺炎发生 2～3 天后，可形成黄色脓点，自行破溃后炎症明显减轻。

为什么不能用手挤压麦粒肿

眼睑血管丰富，眼的静脉与眼眶内静脉相通，又与颅内海绵窦相通，血液可向各方向回流。挤压麦粒肿会使炎症扩散，引起严重合并症，如眼眶蜂窝织炎、海绵窦栓塞甚至败血症，危及生命。因此，患了麦粒肿，千万挤不得！

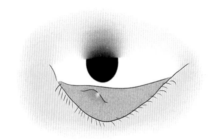

治疗

热敷:早期麦粒肿,硬结未软化时,可以采用热敷法,每日 3 次或 4 次,每次 15 分钟。可以用毛巾浸热水后稍拧干敷在眼睑上,温度约 45℃,避免烫伤。

药物治疗:麦粒肿患者可以白天滴抗生素滴眼液 4～6 次,晚上涂抗生素眼膏控制感染。重症者可口服抗生素。

手术切排:麦粒肿脓肿形成后需要到医院进行手术治疗,切开排脓。这样做既可减轻患者的疼痛,快速控制炎症,又可避免脓肿破裂形成明显瘢痕。

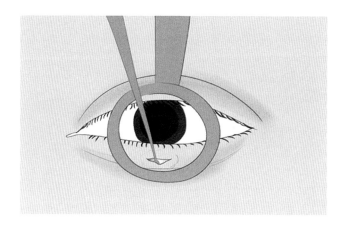

预防

1.保持眼部清洁,不用不干净的手、毛巾、手帕等物品擦眼。

2.患睑缘炎、结膜炎或沙眼时应及时治疗。

3.有糖尿病、多发疖痈、肺结核、扁桃体炎及其他慢性疾病时,要及时治疗。

4.有近视、远视、散光时,应及时配镜矫正。

睑板腺囊肿

睑板腺囊肿又称霰粒肿,多见于婴幼儿和青少年,是睑板腺出口阻塞、分泌物潴留,对周围组织产生慢性刺激而形成的慢性肉芽肿性炎症。眼皮上可触及单个或多个边界清楚的坚硬肿块,不红不痛,表面皮肤隆起,与肿块无粘连。当有继发感染时,即形成内睑腺炎,眼睑有红、肿、热、痛的急性炎症表现。

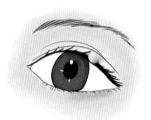 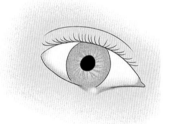

治疗

睑板腺囊肿有自愈的可能,早期可保守治疗(热敷),方法同麦粒肿。小的囊肿可自行吸收,不能消退且影响视力和外观时,可到医院行手术刮除。虽然睑板腺囊肿刮除术是门诊的一个小手术,但通常儿童无法配合,一般会安排入院进行全麻下手术,保证患儿安全。

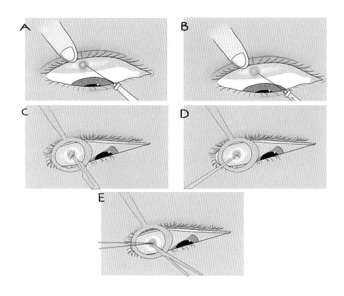

预防

预防方法同睑腺炎。

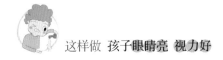

儿童眼表疾病

急性结膜炎

急性或亚急性细菌性结膜炎又称急性卡他性结膜炎,俗称"红眼病",传染性强,多见于春秋季节,主要表现为巩膜表面的球结膜充血发红。初期眼痒、有异物感或早上起床发现眼部有脓性分泌物或是睫毛上有"眼屎"。后期有畏光、流泪、眼睑肿胀,病情较重者可出现结膜下出血。部分患者可伴有体温升高、身体不适等全身症状。

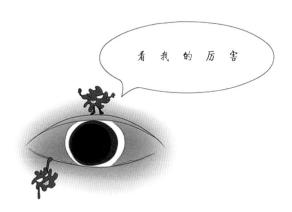

治疗

眼部冲洗:当患眼分泌物较多时,可采用生理盐水冲洗结膜囊。

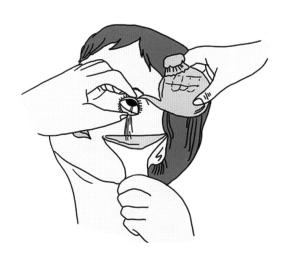

药物治疗:如为细菌性感染时,可使用抗生素滴眼液滴眼,病情较重时,每小时 1 次;病情较轻时,每2～3 小时 1 次。如混合病毒感染,可加用抗病毒眼药水,每日 3～5 次。当炎症控制后,仍需滴眼药水 1 周左右,以防复发。

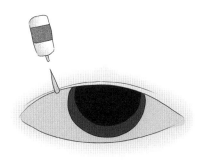

早期治疗

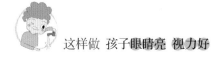

护理

1. 在点眼治疗时,患者使用的药物必须专用,不要与他人共用,一眼患病时注意防止另眼感染。点眼药时头偏向患侧,避免眼药水和眼部分泌物流入健眼。有眼药水流出或分泌物较多时,应用消毒棉签拭去。

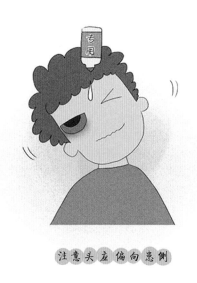

注意头应偏向患侧

2. 出现眼红时,应尽快就诊,按医嘱用药;避免眼部刺激;眼部不要化妆;不要戴隐形眼镜;用温水清洗眼周分泌物。注意用眼卫生,少用眼;避免和他人握手;避免到美容院、游泳池、健身房、桑拿房、电影院等公共场所。

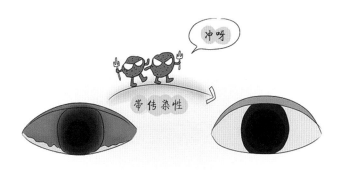

3. 饮食宜清淡,营养要均衡,多饮冬瓜汤、菊花茶、板蓝根茶,避免吃辛辣、煎炸等食物。

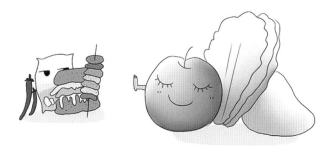

预防

注意个人卫生,勤洗手,尤其需注意保持手的清洁,不要用手揉眼。

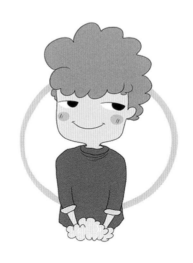

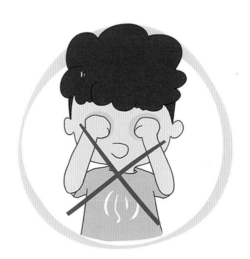

　　各人的毛巾、脸盆、手帕应单用,洗脸最好使用流动水。

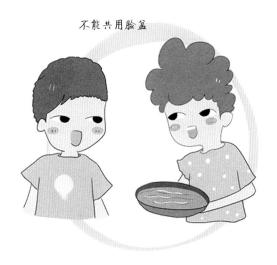

急性结膜炎患儿应避免进入公共场所或参加集体活动。

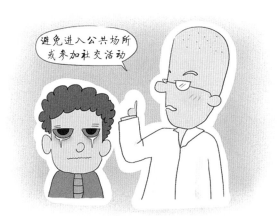

过敏性结膜炎

过敏性结膜炎是由于眼部组织对过敏原产生超敏反应引起的炎症。可伴有眼痒、异物感、流泪、畏光、反复眼红、黏液样分泌物。婴幼儿以揉眼和流泪为主要表现,严重者可出现眼睑水肿。患儿一般没有眼痛,也无视力下降。重症时,角膜出现上皮浸润、溃疡而影响视力。

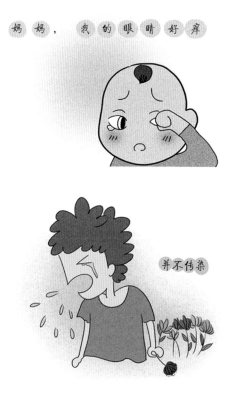

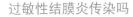

过敏性结膜炎传染吗

请放心,过敏性结膜炎是不会传染的。过敏性结膜炎是结膜对多种过敏原所发生的过敏反应,没有病原体如病毒或细菌的传播,所以无须担心传染的问题。

治疗

最重要的是查找引发过敏性结膜炎的过敏原,并避免再次接触(常见的过敏原有花粉、尘螨、霉菌、动物的毛屑等)。遵医嘱局部点抗过敏滴眼液、人工泪液等。严重者可加用全身抗过敏药物。

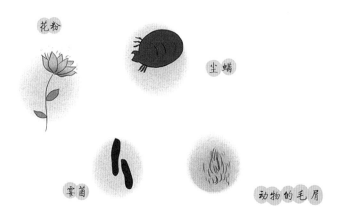

花粉

尘螨

霉菌

动物的毛屑

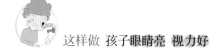

预防

1.注意环境清洁,消灭螨虫。螨虫是引起过敏性结膜炎的常见因素之一。

2.加强锻炼。身体健康状态的改善,能减少过敏发作。

3.注意用眼卫生。

4.补充水分,注意眼部保湿。

5.到花粉、灰尘较多的环境中可戴护目镜。

蠕形螨睑缘炎

蠕形螨是一种人体寄生虫。在眼部,蠕形螨寄居于睫毛毛囊、皮脂腺和睑板腺,可引起蠕形螨睑缘炎。患者常表现为反复发作的眼部红痒、眼干、眼烧灼感、眼异物感、畏光、分泌物增多,以及易掉睫毛等眼部症状。严重者可引起结膜及角膜并发症。

检查

常规检查方法为每个眼睑拔取 3 根睫毛放置于载玻片上,在直接显微镜下寻找蠕形螨,并进行蠕形螨计数。但这种方法只能查到睫毛上的蠕形螨,容易漏诊。也可以通过共焦显微镜在活体状态下对多个毛囊进行检查并计数,这种方法检出率更高,对睑板腺内螨虫也可一并检出,是一种快速无创的检查方法。

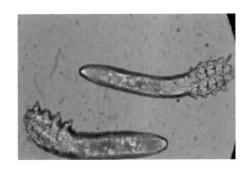

在直接显微镜下的蠕形螨

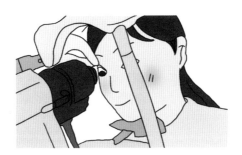

共焦显微镜检查

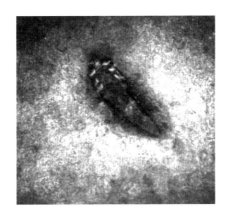

共焦显微镜下的蠕形螨

治疗

1.睑缘清洁:使用棉签蘸取灭菌生理盐水或用眼部清洁湿巾清洗睫毛根部,去除睑缘鳞屑、结痂等,每日2次。患儿可在家中由家人进行睑缘清洁;在医院,医务人员可用眼睑清洁器进行睑缘深度清洁。

家庭睑缘清洁方法

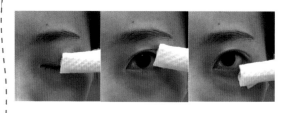

具体操作:家长洗净双手,患儿轻闭眼睑。家长使用睑缘清洁棉片上半部分由内向外擦拭患儿眉弓以下的上眼睑和上睑缘部位5～10次,再使用清洁棉片的下半部分由内向外擦拭患儿面颊以上的下眼睑和下睑缘部位5～10次。擦拭范围应包括患儿睑缘区域和近睑缘区的眼睑皮肤。

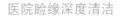

医院睑缘深度清洁

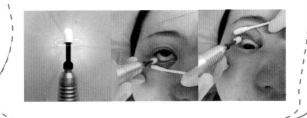

2.眼部热敷及按摩:合并睑板腺功能异常时需行眼部热敷和按摩。眼睑热敷可软化睑板腺和皮脂腺内脂质,按摩可加速软化睑脂的排出,恢复睑板腺的功能。

手法按摩 1

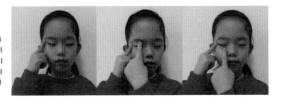

具体操作:用专用热敷眼罩热敷上下眼睑 20 分钟。清洁双手,轻闭双眼,将示指置于外眦部,向外侧轻拉,使上眼睑皮肤稍有

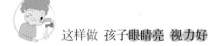
紧绷感,再用另一手示指沿睑板腺走行方向,由上至下,由内至外,轻轻按摩眼睑皮肤。同样的方法拉紧下眼睑,沿睑板腺走行方向,由下至上,由内至外进行按摩。

手法按摩 2

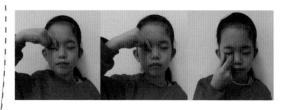

具体操作:完成热敷后,清洁双手,轻闭双眼,将拇指和示指分别放在内眦和外眦角处,向中间用力,使睑板呈弓形,同时施加一个向下的力,同样的方法按摩下眼睑,挤压时施加向上的力,挤出的分泌物用湿巾或棉签清除,并用棉棒蘸少许抗生素滴眼液擦洗两侧上下睑缘。

3. 局部药物治疗

驱螨药物:包括 2% 甲硝唑眼膏、5% 茶树油眼膏等,需根据医生建议使用。使用方法:取适量药物蘸于棉签上,擦拭上下睑缘全部睫毛根部,每次 8～10 个来回,每日 2 次。

茶树油眼贴:每日贴敷 2 次,维持 2～3 个月。

局部抗炎药物及人工泪液。

护理

1. 尽量避免食用辛辣及刺激性食物,避免疲劳,改善环境卫生状况。

2. 蠕形螨睑缘炎具有一定的传染性。平时应将患儿所用的枕巾、毛巾等个人物品进行高温消毒灭螨,不与他人共用盥洗物品,常用香皂洗脸。

3. 建议与患儿密切接触的人也进行蠕形螨检查,阳性者建议同时进行驱螨治疗。

沙眼

沙眼是由沙眼衣原体感染所致的一种慢性结膜角膜炎,是导致盲目的主要疾病之一。因其在睑结膜表面形成粗糙不平的外观,形似沙粒,故名"沙眼"。沙眼一般起病缓慢,多数为双眼发病。

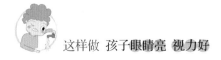

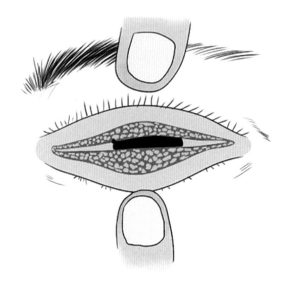

症状

急性期症状有畏光、流泪、异物感,有较多分泌物、眼睑红肿,有结膜充血、乳头及滤泡增生。慢性期无明显不适,仅眼痒、异物感、干燥和烧灼感。重复感染时症状加重,可出现视力减退。晚期可发生睑内翻和倒睫、上睑下垂、睑球粘连、角膜混浊、实质性结膜干燥症、慢性泪囊炎等并发症,会严重影响视力甚至导致失明。

沙眼是如何传播的

沙眼可通过直接接触或污染物间接传播。病原微生物很容易通过不同的途径由一个人传播给另一个人。沙眼患者常伴有眼红和眼部黏性分泌物,分泌物中含有沙眼病原微生物。当人们密切接触时,沙眼病原微生物很容易通过手指、衣物、物品的交换接触而传播。

治疗

包括全身和局部药物治疗。局部用抗生素滴眼液滴眼,每天 4 次;夜间使用抗生素眼膏涂眼。急性期或严重的沙眼应全身应用抗生素治疗。如有倒睫及睑内翻需进行手术矫正。

预防

1. 养成良好的生活习惯,保持面部清洁,不用手揉眼。

2. 手巾、手帕要勤洗,一人一巾专用,不能用他人的手帕、毛巾。

3. 用流水洗脸,如用脸盆,使用前后要做好消毒。

4. 家庭要做好灭蚊、灭蝇工作,消除蚊虫滋生地。

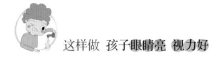

5. 注意水源清洁,以阻断沙眼传播途径。

6. 保持睡眠区的通风。

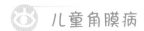

角膜炎

在角膜防御能力减弱的情况下,外界或内源性致病因素均可引起角膜组织的炎症,统称为角膜炎。角膜炎按其致病原因可分为细菌性、真菌性、病毒性、免疫性角膜炎等。

外源性 角膜暴露于外界,外伤和感染是引起角膜炎最常见的原因。当角膜表层受损时,常可引起病原微生物感染。

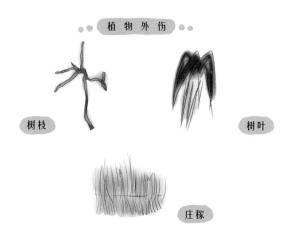

植 物 外 伤

树枝

树叶

庄稼

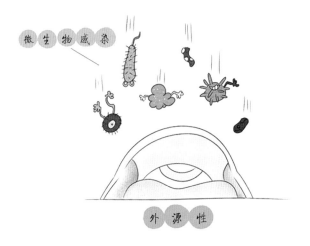

内源性 某些全身性疾病可以累及角膜,如维生素 A 缺乏引起角膜干燥或软化。一些自身免疫性疾病也可出现角膜病变。

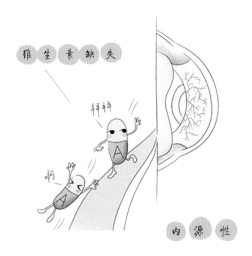

局部蔓延　邻近组织的炎症可波及角膜,如结膜、
巩膜、虹膜睫状体等的炎症。

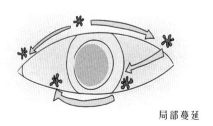

局部蔓延

症状

角膜炎最常见症状为眼痛、畏光、流泪、眼睑痉挛
等。角膜炎常伴有不同程度的视力下降,若病变位于
中央光学区,则视力下降更明显。化脓性角膜炎还伴
有不同性状的脓性分泌物。

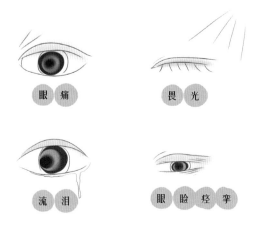

眼 痛　　　畏 光

流 泪　　　眼 睑 痉 挛

治疗

一旦出现类似角膜炎的症状,家长应及时带孩子到医院就诊,根据病因积极治疗。急性细菌性角膜炎应使用高浓度的抗生素滴眼液频繁滴眼(每15～30分钟滴眼1次),夜间可使用抗生素眼膏,严重者局部滴眼的同时应全身应用抗生素。

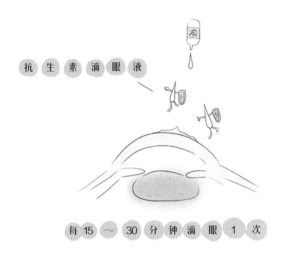

圆锥角膜

圆锥角膜是一种角膜扩张变薄性疾病,表现为角膜中央或中下方呈圆锥状向前凸起,角膜进行性变薄,产生高度不规则散光。一般在青春期前后发病。患者自觉远视力下降,近视和散光度数增加,矫正视力不佳。

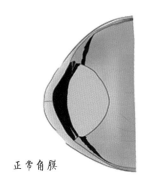 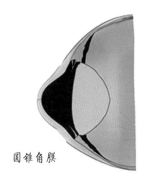

正常角膜　　　　　　　　　　圆锥角膜

治疗

根据病情的进展,在疾病的早期或中期,可进行角膜胶原交联控制病情发展,再根据需要配戴硬性角膜接触镜或框架眼镜,晚期一般需要进行角膜移植术治疗。

什么是角膜移植术

角膜移植手术是用透明的异体角膜片置换混浊或病变部分的角膜,以达到提高视力、治疗某些角膜病和改善外观的目的。角膜移植是异体组织器官移植中效果最好的一种。角膜移植手术包括全层(穿透性)角膜移植术、板层角膜移植术、角膜内皮移植术。

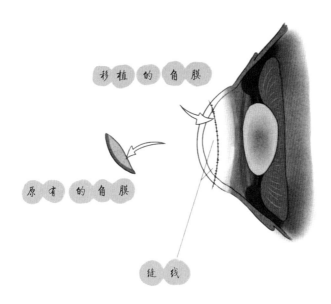

护理

1. 手术后注意用眼卫生；不要揉眼；外出要戴防护眼镜。避免加压于眼球，如避免用力挤眼、碰撞术眼。

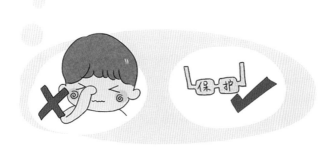

2. 保证充足的睡眠,注意科学用眼,尽量少看电视,避免强光刺激,1 个月内每天阅读时间不宜超过 1 小时。

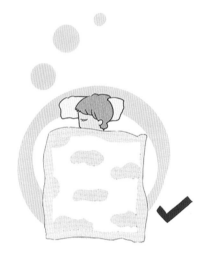

3. 1 个月内少去公共场所,注意保暖,防止呼吸道感染。

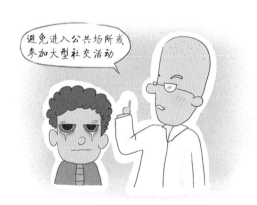

4. 1年内避免重体力劳动和剧烈运动,禁止游泳;避免日晒,避免眼部热敷,保护角膜移植片。

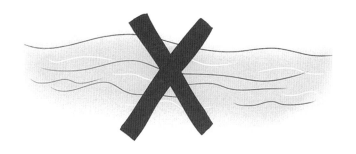

儿童晶状体病

先天性白内障

先天性白内障是指出生前即存在或出生后才逐渐形成的先天遗传性或发育障碍所引起的晶状体混浊。先天性白内障多与遗传、母亲妊娠期前三个月内的病毒(如风疹病毒、麻疹病毒、水痘 – 带状疱疹病毒、单纯疱疹病毒和流感病毒等)感染、母亲妊娠期间患有糖尿病、甲状腺功能减退,或营养和维生素极度缺乏等情况有关。

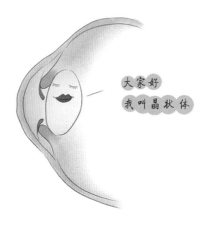

症状

1. 白瞳症；2. 眼球震颤；3. 斜视；4. 畏光；5. 合并其他眼部异常。

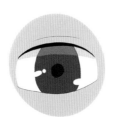
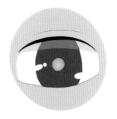

正常晶状体透明
可透见眼底结构

白内障晶状体
因为混浊而呈白色

治疗

如果白内障情况轻微，没有挡住眼睛的光路，只需定期观察，无须即刻手术。但是严重的白内障会遮挡视觉通路,影响儿童视觉的正常发育,这就需要尽快进行白内障摘除术。手术越早,越有利于婴幼儿视觉系统的发育,由于2岁以下婴幼儿眼球尚未发育完善,故通常不植入人工晶状体,术后配戴框架眼镜;2岁及以上儿童则可同时植入人工晶状体,术后都必须进行弱视治疗。

什么是白内障手术

目前治疗白内障最常见的手术方式是白内障超声乳化加人工晶体植入术,利用超声乳化仪探头将混浊的晶状体击碎、吸出,再植入一枚人工晶状体来替代病变的晶状体。该手术具有手术切口小、手术时间短、术后恢复快等优点。

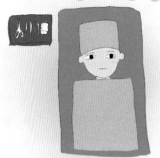

手术是治疗白内障的唯一方法

什么是人工晶状体

人工晶状体是一个精密的光学部件,经手术植入眼内后可在解剖上和光学上代替自身混浊的晶状体,是目前治疗白内障最有效的方法,植入后大多数患者可获得良好的视力。

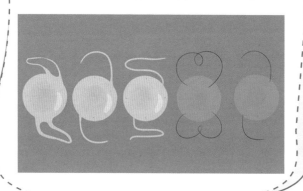

护理

1. 手术当天术眼会有轻微疼痛,一般为正常情况,但如术眼剧烈疼痛、胀痛并伴同侧头痛及恶心等,应及时通知医生。

2. 术后避免剧烈咳嗽、打喷嚏、抠鼻子、揉眼睛等动作,同时注意保持大便通畅。

3. 术后避免做弯腰、低头等增加眼部压力的动作,洗头、洗澡时切记不要将污水溅入术眼。

4. 术后饮食应清淡,避免食用辛辣刺激性食物。

5. 术后避免碰撞术眼。

6. 术后卧床时应保持平卧位,不要压迫术眼。

7. 遵医嘱规范使用滴眼液。

8. 术后 1 周、2 周、1 个月、3 个月应来院复查,如有眼红、眼胀、视力急剧下降等不适情况应立即来院复查。

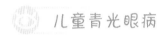

先天性青光眼

先天性青光眼,也叫发育性青光眼,是在胎儿发育过程中,前房角发育异常,影响房水引流功能,导致眼压升高的一类青光眼。先天性青光眼分为婴幼儿型青光眼、青少年型青光眼和伴有其他先天异常的青光眼。其中婴幼儿型青光眼大多在 1 岁内发病,表现为患儿畏光、流泪、角膜变大。青少年型青光眼多在 3 ～ 30 岁发病,早期一般无自觉症状,发展到一定程度可出现虹视、眼胀、头痛等症状。对怀疑有青光眼的儿童应进行裂隙灯、眼压、前房角镜等检查,对于不合作的患儿,可在镇静剂或全身麻醉后再进行检查。

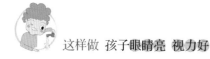
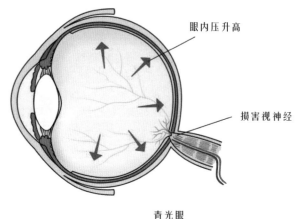

眼内压升高

损害视神经

青光眼

治疗

先天性青光眼应尽早进行手术治疗,其目的是降低前房角结构异常引起的房水排出阻力,以降低眼压,保护视功能。

护理

青光眼术后患者需终身随访观察,目的是定期监测眼压、视神经和视野的变化,以便更合理的保护视功能。

预防

先天性青光眼无法预防,对怀疑有青光眼的患儿建议尽早到医院就诊,做到"早发现、早诊断、早治疗",才能有效保护视功能。

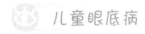 儿童眼底病

早产儿视网膜病变

早产儿视网膜病变是指早产或发育迟缓的低体重患儿视网膜血管发育不成熟形成的视网膜缺血和新生血管增生,严重者可形成牵拉性视网膜脱离。患儿多为妊娠 32 周以内出生,出生体重不足 1500g,有吸入高浓度氧气史。

如何早期发现早产儿视网膜病变

出生体重 < 1500g;≤妊娠 32 周出生;出生体重 1500～2000g,或≥妊娠 32 周出生伴有临床表现不稳定者。上述情况均应在出生后 1 周即检查眼底,直至 3～6 个月无变化为止。

治疗

轻度随访,中重度冷凝、光凝或手术治疗。

护理

1. 在医护人员的指导下使用助视器及进行综合技能训练。通过使用助视器及进行综合技能训练,提高

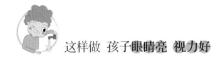

视力残疾者的生活自理能力,增强患者的自我效能,改善其生活质量。在家中铺上一块地毯,放上颜色鲜艳、安全的玩具,鼓励婴儿爬行寻找。通过爬行训练为行走奠定基础。

2. 注意家居环境安全。家具边角以钝角为宜。房间应光线充足,通道无危险障碍物,防止患儿碰伤。注意水电安全,电源插座孔可加保护盖,盛热水的水杯、汤锅等可能导致烫伤的物品应放在患儿无法触及的地方。

3. 确保生活用具安全、便利。

避免患儿使用锐利的生活用具,刀、叉、剪刀等应放在患儿无法触及的地方。

家用漂白剂、洗厕精等有毒有害物品应妥善收藏,放于患儿无法触及的地方。

餐具的颜色应与餐桌颜色有明显的对比。餐盘、饭碗内的颜色应与食物颜色有明显对比,利于患儿看清食物及剩余饭量。

水龙头开关应有明显标识,易于辨认。坐厕盖上贴上标识以便患儿判断坐便盖是否打开。

4. 注意营养平衡、合理膳食。让患儿养成不挑食的好习惯,选择富含蛋白质、维生素的食物,嘱患儿多吃蔬菜、水果、鱼肉等对视力康复有帮助的食物。

5. 社会支持,特别是家庭支持,对低视力患儿的身心康复起到了积极的作用。患儿家属应多陪伴、鼓励患儿,让其树立自信心,积极与他人交往。

6. 遵医嘱用药,定期咨询、复诊。

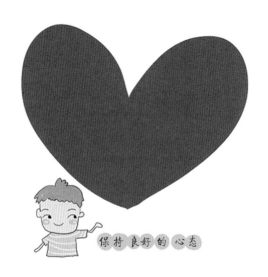

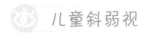
保持良好的心态

儿童斜弱视

斜视

斜视常常被人们称为"斜眼""对眼",顾名思义就是眼球的位置不正。斜视影响外观,而且斜视幼年发病,双眼没有协调工作的机会,视觉功能受到损害,使患儿在学习和就业方面受到极大限制。另外,斜视患儿长期用一只眼注视,将不可避免地造成失用眼视力发育障碍,形成弱视。有些斜视患儿为了减少复视的干扰,常采取歪头、侧脸等代偿头位,影响身体发育,不少患儿由于没有及时矫治而继发了脊柱弯曲。

到底什么是斜视呢?当眼外肌力量不平衡,致使双眼不能同时注视目标,视轴呈分离状态,其中一只眼注视目标,另一只眼偏离目标的现象称为斜视。

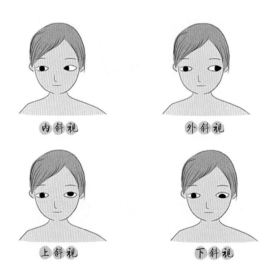

内斜视　　　　　　　　外斜视

上斜视　　　　　　　　下斜视

症状

患儿常表现出眼位偏斜、复视、视力模糊、眩晕、步态不稳、代偿性头位等(各种特有的歪头姿势)。

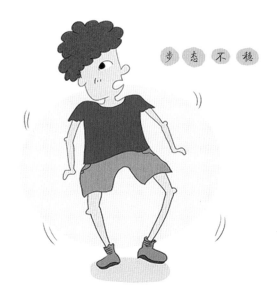

步 态 不 稳

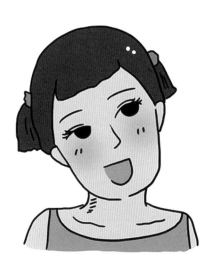

头位偏斜

109

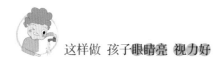

治疗

治疗时机:首先要进行全面的眼科检查,确定斜视的类型并明确是否存在弱视。如果有弱视,应争取尽快治疗弱视。调节性内斜视可通过戴镜矫正,其余类型的斜视均需手术矫正。很多家长错误地认为斜视就是外观难看一点儿,等长大了做个美容手术,把眼睛做正就行了。其实斜视的治疗除了矫正眼位、改善外观外,更重要的是功能治疗,这包括弱视治疗和建立立体视功能等重要内容。

在儿童期,视觉系统处于生长发育旺盛阶段,可塑性强,及早治疗,就有可能使斜视患儿像正常儿童一样具有较完善的双眼视功能。当发育停止后,斜视矫正手术只能获得外观的改善。

治疗原则:如存在屈光不正的情况,应首先给予矫正;存在弱视者,需先进行弱视治疗,恢复双眼视力平衡;在此基础上眼位仍然不正者,可根据斜视类型考虑手术治疗。

手术治疗:手术是斜视儿童矫正眼位和改善视觉的最重要手段。原理是通过手术改变眼外肌的长度和附着点的位置,加强或削弱某条眼外肌的作用,改变肌肉牵拉的力量,使其与对侧眼注视方向保持一致。

护理

1.斜视手术中牵拉眼外肌,部分患者可能有眼－
胃肠反射,术后会出现恶心、呕吐。一旦发生,家长不
要慌张。给患儿进食流质易消化饮食,必要时可遵医
嘱给予止吐剂。

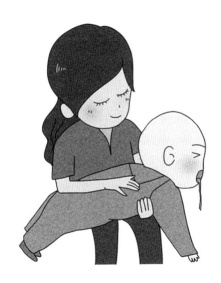

2.斜视手术,不论是做单眼还是做双眼,术后医生
都会给予双眼包扎。因为双眼是同步运动的,如果患
儿做左眼手术只包左眼,右眼运动的时候左眼也会随
之运动,这样会影响手术眼的恢复,所以术后需包扎双
眼,使手术眼得到充分的休息,防止肌肉缝线因眼球运
动而被撕脱。

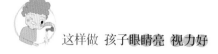

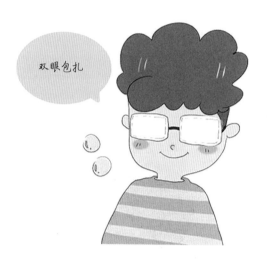

3. 术后眼红主要原因是球结膜下出血所致，一般术后 1 个月可自行消退，也可以在术后使用低功率氦氖激光照射促进积血消散和吸收。

4. 术后出现的复视，只是暂时现象，应鼓励患儿用眼，多看清晰物象，不要注意模糊的物象，不要刻意去寻找复像，一般两周后复视就会逐渐消失。患儿情绪越紧张，越注意寻找复像，复像就越难消失。

5. 斜视矫正后，眼位获得正视者如原有屈光不正，应重新验光，有弱视者继续进行弱视治疗。主要用于双眼视功能的重建训练，可以补充和巩固手术效果，提高手术成功率。

儿童进行斜视手术安全吗

斜视手术是非常安全的,是在六条眼外肌上进行手术,不需要打开眼球,也不涉及视神经和眼内组织,而且现在斜视手术是在显微镜下进行,手术的安全性得到了更大程度的保证。

斜视手术可以提高视力吗

不可以。斜视手术的目的是矫正眼位,改善外观及视功能,可以减轻斜视给患儿带来的心理压力,术后视力并不会提高。

弱视

视觉发育期内由于单眼斜视、屈光参差、高度屈光不正以及形觉剥夺等异常视觉经验引起的单眼或双眼最佳矫正视力低于相应年龄正常儿童,且眼部检查无器质性病变,称为弱视。不同年龄儿童视力的正常值下限:3岁到5岁儿童视力的正常值下限为0.5,6岁到7岁儿童视力的正常值下限为0.7。

弱视不仅影响视功能,还可能导致双眼无法形成

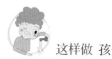

立体视,因此弱视儿童长大后不宜选择建筑、工程设计、医学、机械、美工等专业。此外,弱视还可引起斜视,影响外表美观和身心健康。弱视患儿常有自卑和自闭心理。

治疗

治疗时机:视觉发育在 3 岁以内为关键期,6～8岁为敏感期。因此弱视治疗与年龄密切相关,年龄越小,疗效越好,其治疗成功的关键在于早期发现、早期治疗。

治疗原则:首先应对白内障、上睑下垂等疾病进行治疗,去除形觉剥夺的因素;其次应配戴适合的眼镜;再次,对于单眼的斜视性弱视、屈光参差性弱视,应在矫正屈光不正后用遮盖法治疗,即遮盖视力较好眼,强迫弱视眼注视;最后,防止弱视复发。

遮盖治疗:视弱视的程度遮盖健眼。轻度:每天遮盖 2～4 小时;中度:每天遮盖 4 小时;重度:每天遮盖 4～6 小时;斜视性弱视可以进行交替遮盖。遮盖必须严格、彻底,具体遮盖时间及程度应根据患儿年龄大小、双眼视差情况进行适当调整。当采用遮盖治疗达到双眼视力平衡后,要逐步减少遮盖时间,慢慢停止遮盖治疗,以使疗效巩固。

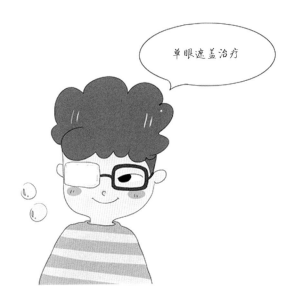

单眼遮盖治疗

护理

1. 注意营养平衡、合理膳食。合理安排作息时间,保证充足睡眠,维持交感和副交感神经的功能平衡。

2. 注意用眼卫生。不要在光线过强或过弱的环境下学习,注意看书姿势和时间,用眼半小时后应用眼多看远处。

3. 注意安全。在遮盖时要注意患儿活动安全,既要遮盖严实,又要保持一定间隙,便于透气,并保持眼罩清洁。

4. 加强体育锻炼,促进眼组织的血液供应和代谢。课间休息时要坚持做眼保健操。

5. 对中重度弱视患儿,鼓励患儿用弱视眼做描画、写字、编织、串珠等训练,以刺激视觉,促进视力提高。

6. 治疗期间应定期到医院复诊,配合医生的治疗方案。患儿还需进行同视机训练,建立融合功能,恢复立体视觉。为巩固疗效、防止弱视复发,所有治愈者均应随访观察,一直到视觉成熟期,随访时间一般为3年。

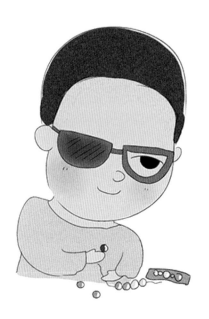

预防

1. 进行视力筛查:视力筛查是早期发现弱视的最好方法。

2.预防眼外伤后弱视的发生,密切观察儿童眼外伤后的视力变化,特别是 6 岁以下和不会说话的儿童,如果受伤眼出现视力下降,应遵医嘱及时使用遮盖疗法等弱视治疗方法。

儿童眼外伤

眼球遭到外伤后,眼球的各个部位都会受到不同程度的损伤,最主要的症状是眼睛疼痛和视力下降,一般来说视力下降越明显,眼睛损伤越严重。

根据致伤原因,儿童眼外伤大致可分为四种。

眼钝挫伤:由钝器打击眼球造成的损伤,在程度严重时可致眼球破裂。在日常生活、运动与工作中,砖头、拳头、球类(如羽毛球、足球等)、跌撞、车祸及爆炸的冲击波等是钝挫伤的常见原因。钝挫伤可造成眼附属器、视神经或眼球的损伤,如角膜上皮擦伤、前房或玻璃体积血、晶状体脱位、黄斑裂孔以及视神经挫伤等。

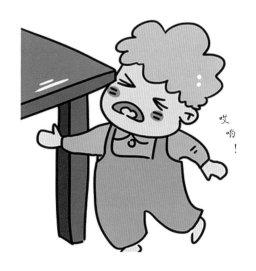

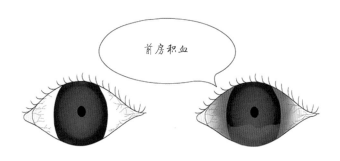

眼球穿通伤：由锐器扎伤所致。使眼内容物与外界相通，可伴有或不伴有眼内损伤或组织脱出。

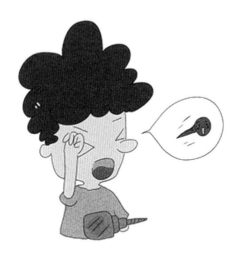

眼异物伤:常见为微小金属或者非金属异物进入角膜或眼内。治疗原则是及早剔除,防止感染,密切观察。对于浅层角膜异物,可在表面麻醉下用生理盐水湿棉签拭去,较深的异物可用 1ml 无菌注射针头或角膜异物针剔除。若异物较大或已部分穿透角膜进入前房,应行显微手术去除异物。

化学性烧伤:被酸、碱等不同性质的化学物质烧伤。儿童眼化学性烧伤常见的化学物质有石灰、防潮剂等。酸性物质具有凝固性,烧伤后局限于最初接触的位置及程度,治疗效果相对较好。碱性物质则具有穿透性,损伤会向眼球内及周边发展,即使脱离了致伤物质,损伤也会继续进展,因此治疗必须及时,否则会造成严重的损伤。

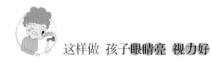

现场急救

1. 眼部受到轻微外伤后,如果没有明显的眼部红肿出血,视力正常,无视物重影,可以暂时给予局部冷敷,24小时后给予热敷,避免擤鼻涕。一般来说,一两天就会完全恢复正常。如果出现其他情况,应立即就诊。

2. 当眼球受到穿通伤出现眼球破裂时,一个很重要的感觉就是眼中有"热泪"流出,这是眼球破裂的征象,此时应立即停止一切活动,用无菌纱布或干净的纸巾将受伤眼盖住。注意遮盖时不要压迫眼球,以免将眼内容物自伤口中挤出。如果扎入眼内的物体固定在眼球壁上,不要自行将其取出,使其保留在原位,由医生进行处理。在赶往医院的路途中,活动要缓慢、轻柔,避免一切弯腰、低头的动作。

3. 发生化学性眼外伤时应立即找到水源,用大量清水或纯净水进行眼部冲洗。冲洗时应翻转眼睑,转动眼球,暴露穹窿部,将结膜囊内的化学物质彻底洗出,然后尽快送至医院就诊。如果致伤物是氢氧化钠,则不要使用清水冲洗,因为水与氢氧化钠作用会产生大量的反应热,加重眼组织的灼伤。如为石灰粉致伤,且结膜面留下石灰颗粒,也不宜用水冲洗,需先用蘸有眼膏的棉签清理石灰颗粒,清理干净后再用清水冲洗。

不清楚化学物质性质或无条件处理者均应尽快到医院就诊。

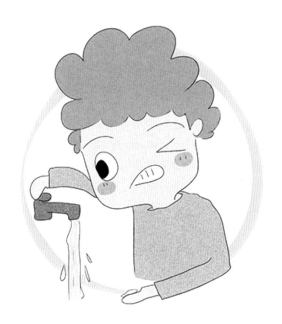

护理

1. 异物取出后,遵医嘱将术眼包扎一天,次日揭开给予抗生素滴眼液或眼膏点眼,点眼药前后应洗手,两种眼药之间应间隔5～10分钟,以利于药液充分吸收。角膜异物去除2日内,如眼部仍然存在红肿、疼痛等不适者,应到医院复诊,检查有无角膜感染。

2. 如发生外伤性前房积血,一定要采取半坐卧位。

半坐卧位使积血下沉于前房下方,避免引起继发性青光眼、角膜血染等并发症。可将床头抬高呈 45°。

　　3. 眼外伤者应多闭眼休息,避免看书、读报或用手机玩游戏等,以限制眼球活动。避免眼球受压和碰撞,勿用力挤眼或揉眼,防止震动头部和碰撞眼部。同时预防感冒,避免剧烈咳嗽、打喷嚏及便秘等。

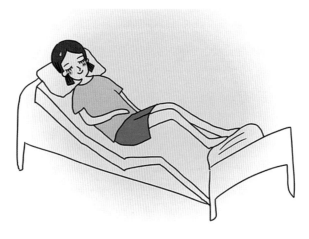

预防

　　对于儿童,家长应尽到看护的责任,避免让孩子接触可能造成伤害的物体,阻止孩子去可能造成伤害的地方,妥善保管好易伤器具及化学物质,不给较小的孩子玩有危险性的玩具,在孩子玩耍时加强看管等,以上这些都可以减少儿童眼外伤的发生。

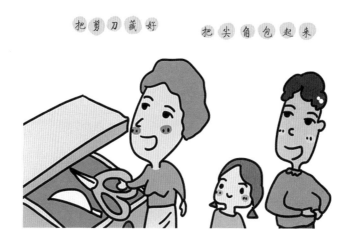

预防机械性眼外伤：远离危险行为、物品。不要打架斗殴、不玩危险物品（如剪刀、注射器、玩具飞镖、弹弓、塑料枪、牙签弩）。

预防光损伤：远离激光笔、预防过强可见光造成的光损伤。激光玩具对于眼睛的伤害很大，不能直接用眼睛对视激光光束，否则很可能造成黄斑损伤，严重的还会损伤到角膜或晶状体。

预防化学物导致的眼烧伤：避免眼睛直接接触酒精、石灰、食物干燥剂等。对于食物中的干燥剂应告诉孩子此为危险品，不能入口、入眼。

预防爆炸引起的眼外伤：应避免让儿童燃放烟花爆竹；遇有燃放烟花爆竹的情况，应嘱儿童远离。

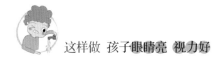
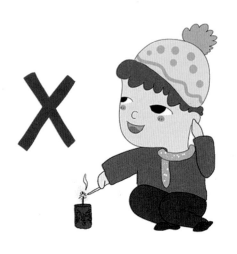

儿童其他眼病

先天性眼球震颤

先天性眼球震颤是指出生后不久出现的双眼不自主的、有节律的往返运动。通常发生在出生后 2～3 个月。眼球震颤的影响因人而异,不可一概而论,普遍严重的影响是视力下降。有眼球震颤的儿童阅读缓慢,因为他们需要时间进行扫描,要把这种情况和阅读能力差相区别。在测验和考试时,对于有眼球震颤的学生,需要给他们更多的时间。眼球震颤还会影响患儿的身体平衡,导致下楼梯和走粗糙不平的路面比较困难。同时由于视力不好,患儿往往缺乏自信,难以通过眼神交流感情,影响社交活动。

治疗

主要针对病因处理,可采用以下方法治疗。

1. 进行规范验光,尽早矫正屈光不正。

2. 三棱镜矫正:某些类型的眼球震颤,可通过配戴三棱镜消除代偿头位,增进视力。

3. 手术治疗:对先天性眼球震颤,可酌情手术,以矫正代偿性头位、转变眼位、减轻眼球震颤,进而提高视力。

眼肿瘤

儿童角膜皮样瘤

儿童角膜皮样瘤是一种先天性病变,肿瘤可能随年龄增长而增大。好发于颞侧角膜缘处,部分跨入角膜,部分在巩膜,与浅层角膜、巩膜紧密粘连,呈浅黄色半球状隆起。对于较小者可单纯切除,多数需在手术切除的同时联合行板层角膜移植术,以获得良好的外观。

儿童眼睑血管瘤

儿童眼睑血管瘤是较为常见的眼睑良性肿瘤。多认为由于胚胎发育过程中血管异常增生所致,多出现

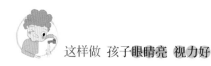

在新生儿及婴幼儿,在5～7岁可自行消退。如果瘤体较小又不影响外观,可观察;如果瘤体迅速扩大,应及早进行药物治疗。

视网膜母细胞瘤

视网膜母细胞瘤俗称"猫眼",是婴幼儿最常见的原发性眼内恶性肿瘤。经瞳孔可见黄白色反光,如灯光下猫眼样反光,多发生于3岁以下,可单眼、双眼先后或同时患病。本病易发生颅内及远处转移,常危及患儿生命,预后极差。肿瘤具有家族遗传倾向,因此应对患者家族中的婴幼儿进行相关检查,严密监测。

治疗视网膜母细胞瘤,首先要尽量保全患者的性命,其次才是尽量保住眼球及尽量保住有用视力。治疗方法有激光治疗、冷冻治疗、放射治疗、手术治疗、药物治疗、免疫治疗等。根据患者的不同情况,可以单独或者合并使用以上方法,必要时摘除眼球。如一只眼发病,对侧眼发病的危险性将增加,需要定期进行眼科检查,以便及早发现可能发生的肿瘤。

第四部分
儿童视力保健

 视力保健的意义

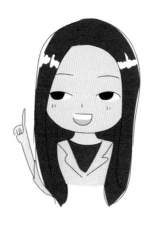

当婴儿还在母亲腹中时,最先分化的器官既不是手,也不是脚,而是脑与眼睛。虽然眼睛在胚胎中发育得很早,但孩子在出生后直到孩童时期,眼睛的生理发育仍然在持续进行。

通常3～5岁孩子的视力能达到0.5,到12岁左右视力发育才会完全稳定,达到最佳状态。在此期间,如果有先天和后天因素的干扰,都会影响孩子视功能

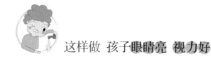

的正常发育,造成视觉低下、弱视或失明。

做好儿童眼视力保健尤为重要,儿童期的视觉低下如果能够早发现、早治疗,还能部分或全部挽救视力,否则视力低下将影响终身。作为每天陪伴在孩子身边的人,家长应该随时关注孩子生长发育期间的视力变化,如果孩子达不到相应阶段的视力标准时,家长就应提高警惕,尽早求医。

儿童视力发育标志

年龄	视觉发育	眼位
0～＜2个月	瞳孔存在对光反射,可以进行简单地注视及跟随、急动性扫视运动	隐斜较常见,内斜相对少见
2～＜6个月	可以进行中心注视及追随运动(如追随母亲的面孔),存在精细的视动性眼球震颤	正位或伴有轻度外斜;出现内斜即视为异常
6个月至小于3岁	可以进行中心注视,能触及玩具、食物等,可以做到准确而平衡的追随运动	正位
3～＜6岁	视力≥0.5	
6岁以上	视力≥0.7	

如何进行视力保健

增加户外活动时间

有研究表明,户外活动时长是预防近视发生、发展的独立保护因素,其保护作用与光照强度有关。这是因为太阳光的光照强度比室内光照强度高数十倍。一方面,阳光下瞳孔会缩小、模糊减少,可以抑制近视的发生;另一方面,人体内的多巴胺在阳光下释放量更多,而多巴胺能抑制近视的发生、发展。

每天户外光照至少 2 小时,一周户外光照不少于 10 小时,能有效预防青少年近视。如果难以保证户外活动时长,可以增加户外活动的频率,如充分利用课间休息的 10 分钟去户外进行体育活动。

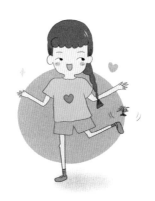

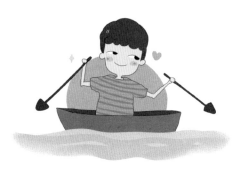

　　研究表明,参加户外球类运动对孩子的眼健康非常有益。球的形状和滚动性容易引起孩子的兴趣。在玩球时,孩子的目光随球自由移动,锻炼了孩子眼睛的扫视运动功能。当玩篮球、排球、羽毛球时,球运动起来的方向和速度有不可预测性,可增加孩子眼睛的超速运动,使眼睛更灵活。在打乒乓球的时候,眼睛一直处于远近交替的运动中,对缓解眼睫状肌痉挛、消除视疲劳很有帮助。所以家长应多鼓励、多陪伴孩子进行户外活动。

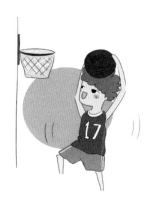

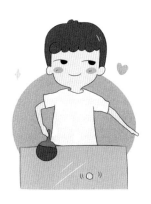

培养正确的用眼习惯

避免不良用眼行为：引导孩子不在走路、吃饭、卧床、晃动的车厢内、光线暗弱或阳光直射等情况下看书或使用电子产品。监督并随时纠正孩子不良的读写姿势，应保持"一尺、一拳、一寸"，即眼睛与书本距离应约为一尺（1尺≈33.3cm）、胸前与课桌距离应约为一拳、握笔的手指与笔尖距离应约为一寸（1寸≈3.3cm）。读写连续用眼时间不宜超过40分钟。美国眼科学会提倡"20-20-20"方法，即每近距离用眼20分钟，要看远20英尺（约6m），让眼睛休息20秒。

控制电子产品的使用：家长陪伴孩子时应尽量减少电子产品的使用，要有意识地控制孩子使用电子产品的时间，特别是学龄前儿童。对于孩子而言，使用电子产品单次时间不宜超过15分钟，每天累计不超过1

小时,使用电子产品 30～40 分钟后,应休息远眺放松 10 分钟。年龄越小,连续使用电子产品的时间应越短, 建议 3 岁以下儿童尽量不接触电子产品。

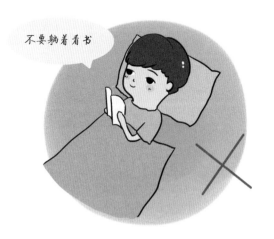

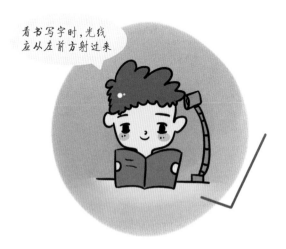

保持正确的用眼姿势：
抬头，挺胸，肩放平，
并脚

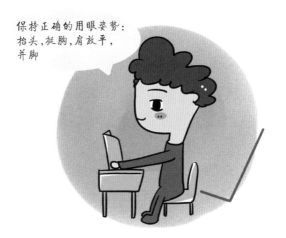

减少长时间近
距离用眼

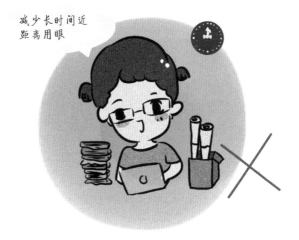

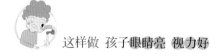

建立儿童眼屈光发育档案

屈光发育档案能够完整记录孩子眼球发育的过程,国家要求一人一档,每学期进行两次眼科检查并记入档案,便于医生和家长早期发现孩子的视力异常,进行早期干预,降低发生近视的风险。

如何建立儿童眼屈光发育档案呢? 孩子的第一次眼健康检查,应该在其出生后 1 个月内进行,1 岁前每 3 个月检查一次;1 岁后每半年检查一次,直至青春期。骨骼发育成熟(身高稳定)后,应该每 1～2 年进行一次眼健康检查。

儿童眼屈光发育档案

基本信息						
姓名		性别		出生日期		
屈光发育检查信息						
检查	右眼			左眼		
日期	视力	验光结果	眼轴	视力	验光结果	眼轴

培养健康的饮食习惯

少吃甜食：甜食中含有大量的糖分,糖分在人体内代谢过程中会消耗大量的维生素 B_1,并降低体内钙含量。维生素 B_1 对视神经有养护作用,其含量的高低会影响视神经的状态;钙是眼部组织的"保护器",体内钙缺乏,会导致近视度数加深。

避免进食过多碳水化合物：过多摄入碳水化合物会让身体内的胰岛素水平升高,可能导致眼轴变长。医学研究发现,平时爱吃淀粉类食物的孩子,比较容易患近视。

多吃富含叶黄素的食物：叶黄素属于类胡萝卜素,它在新鲜绿色蔬菜和柑橘类水果中含量较高。叶黄素能吸收光谱中有害蓝光,对视网膜中的黄斑有重要的保护作用。如果体内缺乏叶黄素,眼内叶黄素含量也会相应不足,容易引起黄斑退化与视力下降。儿童眼睛的叶黄素的量不足,必须通过合理的膳食搭配进行补充。

所以,家长要培养孩子均衡健康的饮食习惯,这不仅有益于眼健康,更是为整体健康加分。

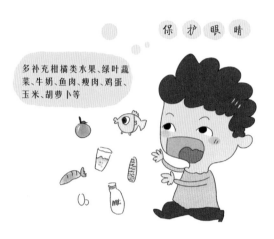

视力保健的几个误区

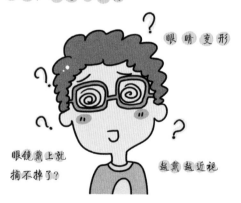

误区 1:糟糕,孩子查出了远视

孩子查出了远视,千万别急着治疗! 其实这种远视是一种与生俱来的状态,小宝宝因为眼睛小、眼轴短,光线入眼后聚焦在了视网膜后方,所以几乎所有的孩子在出生时都是远视。

随着孩子长大,眼睛变大,眼轴也会变长,此时光线落在了视网膜上,变成了什么度数都没有的正视眼,每个孩子都会经历从远视到正视的过程。如果孩子继续长高的话,眼睛还会继续变长,光线就会落在视网膜前,变成了"近视眼"。

在正常的生长发育过程中,孩子在不同的年龄应该有对应的正常远视度数,也就是视光学上说的理想的"远视储备值"。正常范围的远视储备值是预防孩子近视提前到来的最好武器。

什么是远视储备值

远视储备值就是儿童应有的正常远视度数,比如说孩子有 200 度的远视储备值,就相当于在存钱罐里存了 200 块钱,存的钱多,就不容易近视。

不同年龄儿童的屈光状态和视力

年龄	屈光状态（散瞳）	正常视力
3～＜7 岁	+2.00Ds～+1.50Ds	0.6～0.8
7～＜11 岁	+1.50Ds～+1.25Ds	0.8～1.0
11～12 岁	+1.25Ds～+1.00Ds	1.0～1.2

误区 2：戴眼镜会让眼睛变形

首先，近视人群的眼轴要比一般人的长，且度数越深，眼轴越长，加上镜框可能会对鼻梁附近有一定的挤压，所以看起来会显得眼球突出、眼眶凹陷。其次，近视镜片属于凹透镜，加上镜框会影响视觉，因此摘掉眼镜后视觉上眼周会与戴镜时有所区别。另外，经常眯眼视物，也会影响眼轴的正常状态和脸部的美观。戴眼镜本身是不会让眼睛变形的。

误区 3：眼镜戴上就摘不掉了

很多家长不愿意让孩子小小年纪就戴上眼镜，担心孩子一旦戴上眼镜，这辈子都摘不掉了。然而，青少年的真性近视一旦形成，的确是不可逆转的，孩子戴上眼镜看得清楚，当然不愿摘。如果在应该戴眼镜的情况下依然选择不戴眼镜，那么孩子眼睛的调节负担会加重，进而导致近视的发展加快。如果不有效控制，一旦发展成高度近视，会带来一系列眼球的病理性改变，严重者甚至导致不可逆转的视力损伤甚至失明。所以说，如果孩子已经出现真性近视了，家长应尽早为孩子进行规范的配镜矫正。

误区 4：眼镜越戴，度数越深

戴眼镜不会加深近视度数。近视度数的加深，首先可能是由于验光检查不准确，验配的眼镜度数偏高，导致近视加深；其次，配戴眼镜后，如果孩子依然没有学会良好的用眼习惯和用眼环境，比如缺乏户外运动、每天用眼过度等，这些还是会导致近视加深；最后，如果孩子的眼镜还存在其他的疾病，它们也可能导致的视力下降。

选择正规的验光配镜中心或眼科医院进行配镜，科学配戴眼镜并不会加深近视。防止近视加深必须保持良好的用眼习惯和正确的戴镜方式。

如何正确地使用眼镜

★远视眼镜看远物、看近物均要佩戴。

★近视眼镜看远物一定要佩戴。

★300 度以下的近视，若调节集合功能正常，看近物可以不戴；若集合功能过强，需要使用下加处方；若集合不足，不管多少度数，看近物均需佩戴眼镜，并复查双眼视功能。

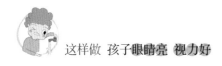

误区 5:配镜后就不需要定期检查视力了

儿童和青少年在戴上眼镜后,最好每半年检查一次视力,方便及时掌握孩子眼睛度数的变化。如果度数增长过快,医生会及时调整矫正方法。另外,对于没有患近视的学龄儿童,家长也应该经常带孩子去医院检查视力,以期及时了解孩子的视力情况。

误区 6:眼药水能缓解儿童视疲劳

一般来说,眼睛疲劳通常是由用眼过度引起的,这种情况下眼睛自身是可以调节的,大多数情况下并不需要用眼药水。缓解眼睛的疲劳,最好的方法就是劳逸结合,比如近距离用眼 1 小时,远眺 10 分钟;晚上早睡,睡前热敷眼睛 5 分钟;平时尽可能保证一定时间的户外运动,周末爬爬山、打打球,这些方法都能缓解眼睛的疲劳。

误区 7:视力和度数一样

视力和度数不一定是对应的关系。同样是 0.2 的视力,有的人是近视,有的人是远视,有的人是 200 多度,有的人是 300 多度。所以视力不等于度数,还需要做验光等进一步的检查。

误区 8:近视了没关系,长大后做手术就可以了

近视手术并不适合所有人,近视度数越高,可以选择的手术方式就越少,风险也越高。近视矫正手术只是把镜片做在了角膜上或植入眼内,并不能解决由近视引起的并发症问题。青少年近视防控一方面是为了降低并发症的风险,另一方面也是为将来做手术创造条件。

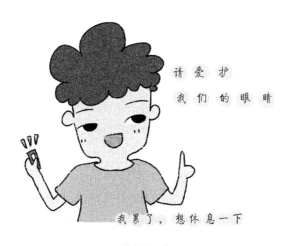

请爱护
我们的眼睛

我累了,想休息一下

护眼、爱眼小常识

滴眼药水的小妙招

人们普遍认为滴眼药水是一件非常简单的事情,

但实际上这里面的讲究可是真的不少。

　　首先,滴眼药水前一定要洗净双手,核对药名和有效期。滴眼药水时,孩子取卧位或坐位,头稍向后仰,眼向上看,扒开下睑。家长将药液滴入结膜囊(下眼皮)内 1～2 滴。滴眼药水时,注意瓶口距眼睛的距离应该保持 3～5cm。滴药时,家长不要将药液直接滴在孩子的角膜上,否则会引起反射性闭眼,将药液挤出。滴完后,嘱孩子闭眼休息 2～3 分钟,让药液充分吸收。如同时用两种以上眼药水时,之间应间隔 5～10 分钟。

　　涂眼膏时,应将药膏直接挤入结膜囊内,一般在午睡、夜晚睡觉前涂,起床后擦拭干净,以免眼膏糊住双眼,影响视力。

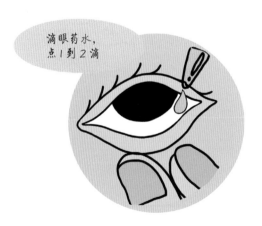

滴眼药水,
点 1 到 2 滴

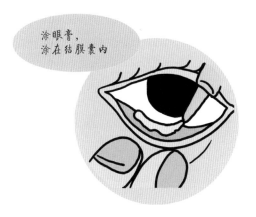

涂眼膏,
涂在结膜囊内

眼药水的保质期和有效期

眼药水瓶身上的保质期是对于没有开封的眼药水来说的。开封后的眼药水有效期不超过 4 周,个别特殊设计的眼药水可以保持 3 个月。任何眼药水,如果超过瓶身上的保质期,就算没有用完,也应丢弃。

世界上最好的眼药水

世界上最好的眼药水其实就是人的眼泪。通过眨眼,眼睑能把眼泪均匀地涂抹在眼球上,形成一层泪膜。这层泪膜坚定地保护着我们的眼睛,使眼睛免受光线和沙尘等的损害。我们每眨一次眼,就会形成一层新的保护膜,因此眼干时可以相对多眨眼,能有效缓解眼干症状。

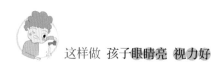

眼睛也需要防晒

我们都知道,孩子的眼睛正处在生长发育期,一方面,需要阳光对视网膜黄斑区进行有效的刺激,不然可能会影响孩子的视觉发育;另一方面,孩子的角膜和晶状体比成人清澈,更容易受到紫外线的伤害,可能会对视网膜黄斑区造成不良影响,而且这种不良影响能够累积,会增加孩子日后患白内障的风险。所以,眼睛是需要防晒的,一般情况下,3岁以下的孩子可以戴帽子或太阳伞遮挡阳光;3岁及以上的孩子可以戴帽檐宽8cm以上的帽子和太阳镜。但要注意的是,在阳光强烈的时候戴太阳镜不应超过1小时,在室内或者阴凉的地方不要戴太阳镜。同时应该注意选择正规品牌的太阳镜,正规品牌的太阳镜对镜片材料、质量、抗冲击力、防紫外线性能、投射比均匀性等均有明确说明,家长可以根据孩子的自身特点进行选择。

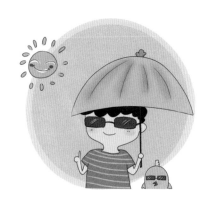

电子产品对眼睛的影响

随着电子产品的普及,大家都习惯了通过手机、电脑等获取知识和资讯,孩子也是如此。一方面,电子产品的显示屏闪光性、具有一定的辐射性,有些屏幕较小;另一方面,孩子用电子产品玩游戏的时候,屏幕上五颜六色的闪光、频繁的旋转打斗场景、新奇的内容都易使孩子着迷上瘾,眼睛几乎定点不动。以上这些情况都会产生一个结果,那就是孩子使用电子产品的时间会很长,极易引起视疲劳、眼睛干涩、睫状肌痉挛,进而导致视力下降。因此,保护视力,预防在先,应让孩子少玩或不玩电子游戏,并且正确使用电子产品。

正确使用电子产品

使用电子产品是有年龄限制的。3岁以下的孩子尽量避免接触各种电子产品;3岁以上的孩子,看电视的时间每次最好控制在半小时左右,玩手机和电脑等电子产品时,每次不要超过15分钟,每天累计不要超过1小时,同时注意控制孩子眼睛与电子产品之间的距离。

此外,作为家长也要以身作则,不要没事就玩手机,多抽出一些时间陪伴孩子,增加亲子互动时间。有计划地安排孩子的生活和娱乐,做到合理膳食、均衡营养,多进行户外运动,科学用眼,降低电子产品对孩子眼睛的影响。

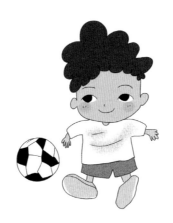

第五部分
儿童双眼视功能专科检查及训练

什么是双眼视觉

眼睛是人体的重要器官,通过它我们可以看到缤纷多彩的世界。我们的两只眼睛同时看物体时,可以把双眼同时感知的两个物体整合为一个(大脑融合)具有立体感的单一影像。并非所有长着两只眼睛的动物都具有这种双眼视功能,如马、兔子等动物,虽然它们和人类一样,也长着两只眼睛,却没有双眼视功能。因此双眼视觉分为三级,分别是一级同时视、二级融合视、三级立体视。

双眼视觉的优点

拥有更大的视野:和单眼相比,两只眼睛可以看见更大的空间范围。我们可以自己验证一下:将手掌垂直放在鼻梁中间,然后闭上一只眼睛看眼前的场景,再将双眼同时睁开,将两种情况下看到的场景进

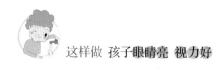

行比较,是不是就会很明显地发现双眼视觉的优越性了?

拥有更精细的定位能力:具有良好的双眼视觉的人,会拥有更精确的定位能力,对一些微小的细节能把握得更加准确,如优秀的画家、设计师、外科医生等。

拥有更好的运动协调性:拥有良好双眼视觉的人,传递给大脑的信息更为准确,从而令大脑可以给肢体传达更加精确、有效的指令使眼 – 脑 – 手的配合更好。

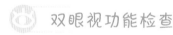双眼视功能检查

双眼视功能检查的作用

无论是在结构方面,还是在功能方面,我们的眼睛都非常精细。随着生活水平的提高,人们对视觉质量的要求也在不断提高,不仅要看得清楚,也要看得舒服而持久。

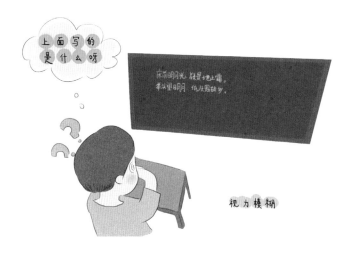

　　临床工作中,在正确的屈光矫正和排除眼部疾患的情况下,如果孩子仍存在视物模糊、视疲劳、眼部酸胀等症状,此时双眼视功能检查就显得尤为重要。有些孩子近视度数增长过快或者无明显诱因的学习成绩变差,其实暗藏隐患,很大一部分是因为视功能异常导致的。这就需要家长能及时发现孩子的异常,从功能角度寻找孩子近视发生、发展的真正原因,这样就可以有针对性地解决问题了。

双眼视功能检查项目

眼睛的调节能力：我们可以把眼睛想象成照相机，眼睛的调节功能就相当于照相机镜头的调焦能力，能够快速聚焦不同距离的物体。眼睛的调节功能是睫状肌收缩引起晶状体变凸/变平的结果，以屈光度 D 为单位表示，正视眼在注视 1m 距离时所用的调节力为 1D。

调节力（D）=1/调节距离（m）

★ **调节幅度（AMP）**：反映人眼能付出的最大调节量。调节幅度与年龄呈线性相关，年龄越大，调节幅度越小。随着年龄的增加，晶状体弹性和睫状肌的收缩能力下降，导致调节能力下降，从而出现"老花"。

最小调节幅度 =15−0.25× 年龄

★ **负相对调节（NRA）**：反映眼睛能够放松的能力，正常值为 +2.00～+2.50D。如果负相对调节过小，说明调节不能放松，有可能存在假性近视，可能需要散瞳验光。

★ **正相对调节（PRA）**：反映调节的储备力量，正常值为 > −2.50D，正相对调节越大越好。如果正相对调节值小，说明调节能力不足，近视增长快，接受新眼镜的能力差，需要加强调节功能的训练。

★ **调节反应（BCC）**：即个体对某调节刺激所产

生的实际调节量。调节反应大于调节刺激称为调节超前;调节反应小于调节刺激称为调节滞后。通常调节反应应该小于调节刺激,调节反应的正常值为+0.25～+0.75D。若调节超前,提示有调节痉挛、屈光过矫等情况发生;若调节滞后明显,则提示有调节不足、老视、未矫正的近视等情况发生。

★**调节灵活度**:代表调节能力的速度、持久力,在无法进行负相对调节、正相对调节检查或者低龄儿童无法配合检查的情况下,可快速估测调节是否正常,若存在问题,也能迅速判断是哪方面出现了问题。

临床检查的标准方法是采用一对一侧为 +2.00D,另一侧为 -2.00D 镜片的"翻转拍"进行测量。正常值为单眼每分钟 12 周,双眼每分钟 8～10 周。

眼球的聚散能力:集合和散开是双眼同时向内或向外转动的协调运动能力。以棱镜度△为单位,1$^{\triangle}$为光纤通过 1m 远距离产生 1cm 的垂直偏离。

★**远、近距离水平隐斜**:隐斜,顾名思义就是隐性的斜视,它是用眼睛的融合力作为一种补偿而看不出的、潜在性的眼位偏斜。多数人都存在隐性斜视,只是程度、情况不一样而已。当一个人对于隐性斜视的融合力代偿不足时,就会引起视疲劳等症状,如得不到及时、正确的治疗或训练,就会导致双眼视觉系统状态继续恶化。

★调节性辐辏/调节量(AC/A):即眼球内外转与聚焦能力之间的比值。正常值为 3～5$^\Delta$/D。它决定了眼镜的配戴方式。

若 AC/A 值偏低,需要足度数矫正,不论度数高低都需要常戴眼镜。

若 AC/A 值正常,250 度以内的近视只需看远戴眼镜,看近可以不戴;250 度以上的近视需要常戴眼镜。

若 AC/A 值偏高,则需配戴渐进多焦点镜片。

★集合近点(NPC):用以初步反映集合能力的强弱。集合能力的大小,直接影响着被检查者的用眼舒适程度。正常值为 6～10cm。小于 6cm,说明被检查者可能存在集合过度;大于 10cm,说明被检查者可能存在集合不足。

双眼的集合/散开能力(近距和远距的正/负融像性范围)

★近远距离正/负融像:测量的正/负融像性集合是指大脑对不同隐性斜视"修正"的能力。这种能力越强,对隐性斜视的容忍性越好。正/负融像性集合检查结果如果出现异常,可以通过各种融合、融像视觉训练来逐步提高。

双眼视功能异常

双眼视功能异常的影响

当我们的双眼视觉出现问题时,就会在工作、学习、休闲时出现不同程度的视觉异常症状,如眼睛干涩、胀痛、睡眠质量下降等。对于孩子,如果情况严重,一方面,会影响其学习成绩,阅读时会出现串行、漏字的现象;另一方面,会影响孩子其他技能的发展,如有集合不足或者间歇性外斜的孩子打篮球投篮的精准度就会比正常孩子低。这种情况如果不能得到及时的治疗,甚至会影响到孩子在日常生活中的各种行为,如走路等。

如何改善双眼视功能异常

学习负担加重、学习节奏加快、电子产品广泛应用,这些都在一定程度上导致孩子与视功能相关的视觉健康问题日益增多。越来越多的孩子不能清晰、舒适、持久地阅读,作为家长,我们如何才能及早发现、及时矫正孩子的这些视觉健康问题呢?

首先,可以请专业的医生对孩子进行全面的双眼视功能检查,通过检查,医生就可以准确诊断孩子的视

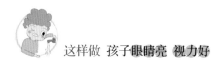

功能问题,再根据孩子的视觉功能异常状况,利用光学和心理学、物理学等方法,从视敏度、调节、集合功能、眼球运动、融合等多方面进行训练,改善双眼视觉功能异常,使双眼能够协调运用。

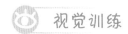 视觉训练

视觉训练的益处

1. 缓解双眼视觉疲劳症状。

2. 充分激发和挖掘眼睛自身的潜在能力。

3. 有针对性地治疗双眼视觉异常。

4. 锻炼手 – 脑 – 眼的协调能力。

5. 提高视皮质细胞的反应能力。

6. 提高视觉神经的感知反应速度。

视觉训练适用的人群

1. 近距离阅读困难人群。

2. 视疲劳、视频终端综合征人群。

3. 斜视术后的三级视功能重建人群。

4. 小度数隐斜、飞行员体检隐斜超标人群。

5. 准分子术后双眼视康复人群。

6. 功能性视力下降人群。

7. 调节、集合、双眼视功能异常人群。

8. 弱视人群。

视觉训练的内容

视觉训练是由视光师通过对孩子眼睛进行全面视觉功能检查后制订的一种个性化训练。不同人群以及不同的症状、体征,训练类型是不同的。视觉训练大致有以下几种。

调节、集合训练:调节、集合训练的主要目的是提升眼部肌肉(眼外肌、睫状肌)的力量、协调性以及大脑下达指令的精确度,如反转拍、聚散球、3D 动态立体训练系统等。

视觉精细刺激训练:视觉精细刺激训练主要应用于弱视人群(弱视指双眼或者单眼矫正视力低于年龄相关视力的正常值,眼科检查没有器质性病变),通过精细刺激训练来刺激眼底视细胞及视神经的发育,促进弱视孩子的视力恢复正常。

融合训练:双眼视觉的三级功能是逐级产生的,当我们的双眼能同时看一个物体时,就需要提高将双眼看到的影像进行融合处理的能力,此时就需要进行融合训练。

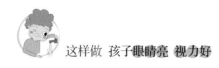

脱抑制训练:由于斜视、屈光参差等原因使双眼不能注视同一个物体或者双眼获得的影像差距太大,导致大脑没办法将两个影像融合在一起,形成的复视或者混淆视会严重影响日常生活,于是大脑选择屏蔽了造成困扰的那只眼睛的视觉信号,从而形成抑制。恒定性单眼斜视的患者往往都伴有不同程度的抑制,在斜视手术后为了恢复正常的双眼视觉,减少斜视复发的概率,需要做一定程度的脱抑制训练,恢复被抑制眼和大脑的正常信号传递。

同时视训练:在恢复了被抑制眼和大脑正常的通信之后,我们要训练两只眼睛同时看的能力。长期的单眼抑制会导致大脑习惯了用一只眼看东西,当抑制解除之后,往往需要一定的训练才可让双眼协调使用。

立体视训练:双眼视功能训练最终的目的是恢复良好的三维立体视觉,让双眼有更精准的定位能力。

其他训练:追随、扫视训练等。

视觉训练的流程

根据不同的双眼视功能异常类型,设计不同的训练方案。

第一阶段:医生与孩子建立良好的关系。告知孩子如何意识到各种反馈机制、达到正常的调节幅度,如何动用调节、如何训练自主性集合、如何意识到看近时和动用调节时的感觉以达到正常的正融像性集合。

第二阶段:达到正常的刺激和放松调节能力;训练调节反应的速度;负融像性集合范围(smooth);达到正常的正融像性集合(jump);达到正常的负融像性集合(jump)。

第三阶段:双眼调节灵敏度训练。训练从集合到散开能力;在追随和双眼共同运动下训练聚散。

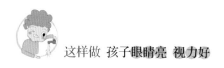

视觉训练的方案

初级视力保健训练方案:适用于初次配镜、小度数、不想配镜的人群。

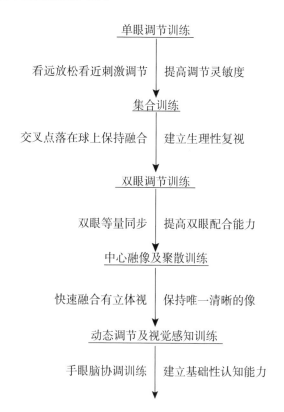

单眼调节训练

看远放松看近刺激调节 ｜ 提高调节灵敏度

集合训练

交叉点落在球上保持融合 ｜ 建立生理性复视

双眼调节训练

双眼等量同步 ｜ 提高双眼配合能力

中心融像及聚散训练

快速融合有立体视 ｜ 保持唯一清晰的像

动态调节及视觉感知训练

手眼脑协调训练 ｜ 建立基础性认知能力

预防调节衰退训练方案:适用于调节力下降、视近困难、聚焦不准确的人群。

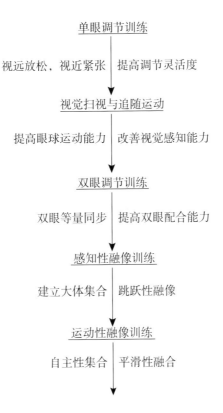

单眼调节训练

视远放松，视近紧张 | 提高调节灵活度

视觉扫视与追随运动

提高眼球运动能力 | 改善视觉感知能力

双眼调节训练

双眼等量同步 | 提高双眼配合能力

感知性融像训练

建立大体集合 | 跳跃性融像

运动性融像训练

自主性集合 | 平滑性融合

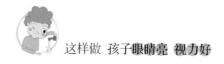
阅读障碍训练方案:适用于阅读速度慢、丢字串行、抄写困难的人群。

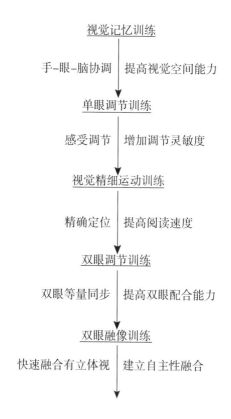

青少年近视防控训练方案:适用于阅读或近距离工作时头痛、困乏、眼酸胀、重影、模糊、聚焦困难或调节性近视增长过快的人群。

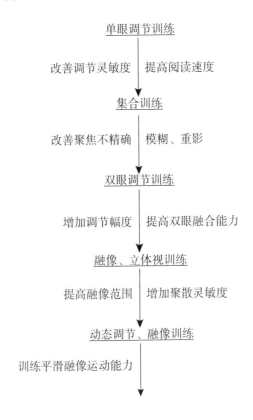

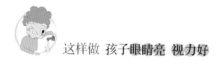

改善视疲劳训练方案:适用于阅读或近距离工作时眼部疲劳、不适或回避的人群。

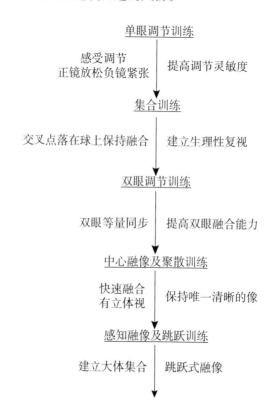

单眼调节训练

感受调节
正镜放松负镜紧张　　提高调节灵敏度

集合训练

交叉点落在球上保持融合　　建立生理性复视

双眼调节训练

双眼等量同步　　提高双眼融合能力

中心融像及聚散训练

快速融合
有立体视　　保持唯一清晰的像

感知融像及跳跃训练

建立大体集合　　跳跃式融像

弱视训练新思路:适用于弱视人群。

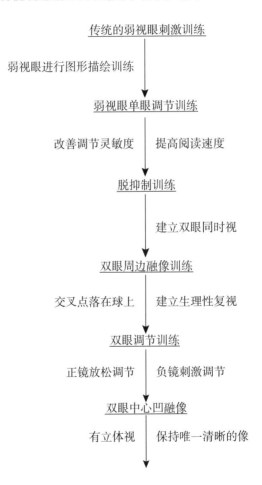

传统的弱视眼刺激训练

弱视眼进行图形描绘训练

弱视眼单眼调节训练

改善调节灵敏度　提高阅读速度

脱抑制训练

建立双眼同时视

双眼周边融像训练

交叉点落在球上　建立生理性复视

双眼调节训练

正镜放松调节　负镜刺激调节

双眼中心凹融像

有立体视　保持唯一清晰的像

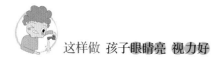

眼科术后训练方案:适用于斜视术后和屈光手术（准分子手术）后视功能重塑的人群。

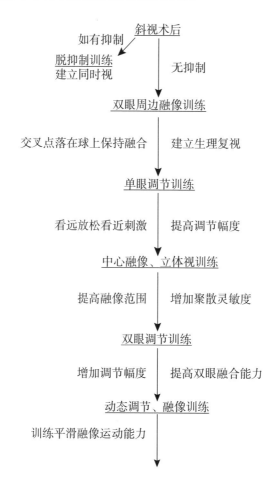

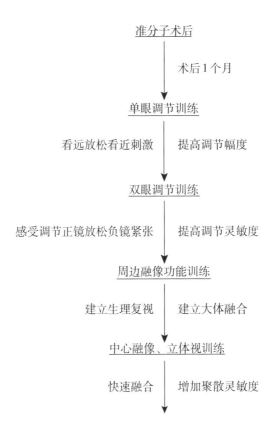

准分子术后

术后1个月

单眼调节训练

看远放松看近刺激 ｜ 提高调节幅度

双眼调节训练

感受调节正镜放松负镜紧张 ｜ 提高调节灵敏度

周边融像功能训练

建立生理复视 ｜ 建立大体融合

中心融像、立体视训练

快速融合 ｜ 增加聚散灵敏度

参考资料

1. 吴素虹.眼的奥秘与呵护[M].北京：人民卫生出版社,2016.

2. 吴素虹.眼病家庭康复宝典[M].北京：人民卫生出版社,2016.

3. 吴素红.临床眼科护理学[M].北京：人民卫生出版社,2007.

4. 杨智宽,李晓柠,蓝卫忠.让孩子远离近视[M].北京：科学出版社,2018.

5. 李丽红,倪海龙,张明静.孩子的护眼宝典[M].云南：云南教育出版社,2018.

6. 潘海阳.儿童视力保健与眼病防治[M].北京：金盾出版社,2017.

7. 赵堪兴,杨培增.眼科学[M].第8版.北京：人民卫生出版社,2001.

06